DE L'ABUS

DES

BOISSONS SPIRITUEUSES,

CONSIDÉRÉ SOUS LE POINT DE VUE

DE LA POLICE MÉDICALE ET DE LA MÉDECINE LÉGALE,

PAR CH. ROESCH,

DOCTEUR EN MÉDECINE.

A PARIS,

CHEZ J.-B. BAILLIÈRE,

LIBRAIRE DE L'ACADÉMIE ROYALE DE MÉDECINE,

RUE DE L'ÉCOLE-DE-MÉDECINE, n. 17.

LONDRES, H. BAILLIÈRE, 219, REGENT-STREET.

1839.

DE L'ABUS

DES

BOISSONS SPIRITUEUSES.

Imprimé chez Paul Renouard, rue Garancière, n. 5.

DE L'ABUS

DES

BOISSONS SPIRITUEUSES,

CONSIDÉRÉ SOUS LE POINT DE VUE

DE LA POLICE MÉDICALE ET DE LA MÉDECINE LÉGALE,

PAR CH. ROESCH,

DOCTEUR EN MÉDECINE.

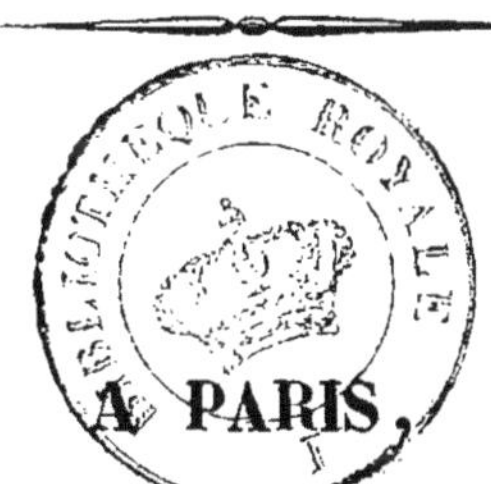

A PARIS,

CHEZ J.-B. BAILLIÈRE,

LIBRAIRE DE L'ACADÉMIE ROYALE DE MÉDECINE,

RUE DE L'ÉCOLE-DE-MÉDECINE, n. 17.

LONDRES, H. BAILLIÈRE, 219, REGENT-STREET.

1839.

EXTRAIT
DES ANNALES D'HYGIÈNE PUBLIQUE. (1)
(TOME XX, 1re PARTIE.)

DE L'ABUS DES BOISSONS SPIRITUEUSES,

CONSIDÉRÉ SOUS LE POINT DE VUE DE LA POLICE MÉDICALE ET DE LA MÉDECINE LÉGALE;

PAR LE Dr CH. ROESCH.

Quæramus quid optimum, non quid usitatissimum. SÉNÈQUE.

§ I. *Caractères physiques de l'homme ivre et de l'homme habitué à boire.*

OLIVIA. A quoi peut-on comparer un homme ivre?

CLOWN. A un noyé, à un fou et à un furieux : la première fois qu'il boit il devient fou, la seconde il entre en fureur, et la troisième il est noyé.

SHAKESPEARE.

A. *Caractères physiques de l'homme ivre.*

Le premier effet du vin et de toutes les boissons spiritueuses sur les hommes est une impression fort agréable, qui vivifie le corps, égaie le caractère et

(1) Ce journal, rédigé par MM. Adelon, Andral, Barruel, Chevallier, D'Arcet, Devergie, Esquirol, Gaultier de Claubry, Keraudren, Leuret, Marc, Ollivier (d'Angers), Orfila, Villermé, est publié depuis 1829, tous les trois mois, par cahiers de 15 à 16 feuilles (250 pages, avec planches). — Prix de l'abonnement par années : à Paris; 18 fr., et franc de port, pour la France, 21 fr.

A Paris, chez J. B. Baillière, libraire, rue de l'École-de-Médecine, n° 13 *bis*.

ouvre l'esprit. Les diététistes et les moralistes les plus sévères doivent eux-mêmes convenir de cette vérité. Il y a un usage modéré et sage des liqueurs alcooliques qui en fait un assaisonnement de la vie, et dont on ne doit ni ne peut priver l'homme. *Æqua vita hominibus, vinum in sobrietate... Quæ vita ei, qui minuitur vino?... Vinum in jucunditatem creatum est, et non in ebrietatem, ab initio. Exaltatio animæ et cordis, vinum moderate potatum. Sanitas est animæ et corpori sobrius potus. Vinum multum potatum, irritationem et iram et ruinas multas facit* (1). Combien sont vraies ces paroles de Sirach! « Ce n'est pas le vin, mais l'abus du vin que nous blâmons. »

Les premiers verres accélèrent la circulation, sans toutefois la précipiter. La chaleur et la turgescence de la peau augmentent, le visage prend une teinte rouge et devient plus ouvert, l'œil brille d'un éclat agréable, la force musculaire acquiert plus d'énergie, et toutes les fonctions s'accomplissent avec plus de facilité. Le bien-être intérieur qu'éprouve l'homme fait qu'il jouit du présent : les soucis sont mis de côté, le courage s'accroît, le cœur s'épanouit, la bienveillance et l'amitié deviennent les sentimens dominans; la langue se délie, l'intelligence ouvre ses trésors cachés, et l'esprit lance ses brillantes étincelles. Un peu d'affaissement succède bien toujours à cette exaltation; mais un sommeil calme ramène les forces à leur état antérieur, et rend l'homme apte au

(1) *Ecclesiasticus*, c. 31. §. 32. 33. 35. 36. 37. 38.

travail. Il ne saurait être question ici de surexcitation proprement dite, et l'on n'a pas non plus à craindre qu'un tel usage des liqueurs spiritueuses exerce d'influence nuisible sur la composition du sang. Trotter lui-même dit : « Si le prêtre de Bacchus s'en tenait là, on pourrait se montrer indulgent envers lui; car l'homme ne saurait être blâmé de chercher à oublier un instant les maux auxquels il est condamné. »

Dès qu'on dépasse une certaine mesure, qui varie beaucoup suivant les individus, l'excitation dégénère en ivresse. Le sang bouillonne de plus en plus; il coule avec plus de violence, surtout vers la tête; le visage devient très rouge, il perd son air de gaîté et prend un aspect farouche; les yeux jettent un éclat désagréable, le regard erre à l'aventure, puis devient fixe et sans expression; le système nerveux, d'abord excité, paraît alors de plus en plus déprimé, les sens s'émoussent, la démarche devient incertaine et la parole embarrassée. Aux inspirations d'un esprit stimulé succède un bavardage inepte : les discours sont sans liaison, le courage dégénère en témérité, et la joie en extravagance. Le caractère tourne à la susceptibilité, à la défiance, à l'irascibilité. Les jugemens perdent leur justesse : ils deviennent incomplets, hasardés, durs, incohérens; l'esprit devient mordant, insipide : ce n'est plus qu'un flux désordonné d'idées, qui finit par faire place à un véritable délire. L'homme ivre a oublié tous ses rapports avec l'univers; il est étourdi, arrogant, querelleur, intraitable. Combien ne voit-on pas de gens frapper, blesser ou tuer leur frère dans l'ivresse! Il arrive souvent à l'homme ivre de changer totalement de caractère, et, dans bien des cas, on commettrait une grande injustice, si on le jugeait d'après la conduite qu'il tient alors. Beaucoup d'individus polis et d'humeur pacifique deviennent grossiers dès qu'ils ont trop bu, et cherchent querelle à propos de rien. Alexandre-le-Grand, si magnanime et si bon envers ses favoris, tua Clitus, son meilleur ami, dans un accès d'ivresse. On doit donc apporter quelque restriction au proverbe *in vino veritas*, qui est, d'ailleurs, fort juste, sous ce point de vue que l'ivresse fait ressortir, en les rendant plus vives, des pensées et des passions que l'homme à jeun avait peut-être de la peine à réprimer (1). L'ambitieux est celui qui se trahit le plus volontiers dans le vin, car l'orgueil et l'arrogance sont des défauts propres à l'ivrogne, attendu qu'il ne connaît plus de bornes et se croit propre à tout. Macnish a tracé un tableau parfait de l'état physique d'un homme ivre. (2)

L'homme se trouve dans une disposition d'esprit toute particulière lorsque après un sommeil plus ou moins agité, il revient à la raison. C'est d'abord une grande apathie, de l'indifférence pour soi et pour tout, un vrai mépris de la vie, par pure indolence.

---

(1) Comparez Höffbauer, *Médecine légale relative aux aliénés et aux sourds-muets*, Paris, 1827, in-8, p. 232. — Trotter, *Ueber die Trunkenheit*, p. 224. — Léveillé, *Mémoire de l'Académie royale de Médecine*, Paris, 1828, tom. Ier, p. 181. — Esquirol, *des Maladies mentales*, Paris, 1838, tom. II, p. 73.

(2) Dans son *Anatomy of drunkeness*. 3e chap.

Il ne se donne pas la peine de penser, et quand, plus tard, il essaie de le faire, la faculté lui manque. Son esprit est voilé, comme ses sens; ensuite, l'apathie, même le dégoût de la vie, dont les hommes les plus attachés à l'existence sont souvent pris dans cet état, dégénère en humeur railleuse, qui inspire au convalescent des réflexions comiques sur lui-même, le fait sautiller d'une idée à une autre, et le porte à traiter tous les sujets avec une folâtre légèreté. A cet égard, ce que Schnurrer (1) cite du poète souabe Waiblinger est très vrai : « Parmi les jeux de la mélancolie et de la tristesse, cet esprit railleur et mordant, que les Anglais appellent *humour*, est le plus surprenant et le plus commun à rencontrer. Son essence est tellement inséparable de toute douleur, qu'il m'est souvent venu à la pensée que la création n'est autre chose qu'une preuve irréfragable de l'*humour* du créateur. » Plus la constitution d'un homme est bilieuse, plus son genre de vie habituel est régulier, moins il exerce ses forces, et plus aussi il est sujet à tomber dans l'état secondaire dont je viens de retracer les caractères physiques.

B. *Caractères physiques de l'homme habitué à boire.*

De même que chez tout homme livré à la boisson, la force, la sûreté et la vélocité des mouvemens, la finesse et la précision des sens, l'énergie de la réaction contre les impressions du dehors, et l'aptitude procréa-

(1) *Krankheitslehre*, Tubingen 1831, pag. 233.

trice vont toujours en baissant, de même aussi la diminution s'annonce au moral par le peu de feu et l'incertitude des actions, la difficulté et la lenteur des conceptions, même à l'égard des choses les plus simples, la diffusion des idées, la perte de la mémoire et du jugement, l'irrésolution, la lâcheté et la bassesse. Pusillanime et sans caractère, l'homme adonné à la boisson ressemble à l'eunuque, sous ce rapport; mais il est moins encore qu'un eunuque, car, outre qu'il manque de ce qui fait l'homme, il a perdu l'intelligence, il n'a plus de goût pour rien, si ce n'est pour la satisfaction momentanée du desir qui le domine et dès que ce desir est satisfait, il se sent heureux. Avant d'avoir de l'eau-de-vie, il est maussade, il se sent même mal à l'aise, et plus d'un suicide a été accompli dans ce misérable état. Schlegel en rapporte un grand nombre d'exemples. C'est principalement le vice de l'ivrognerie qui rend la mort volontaire si répandue de nos jours. Schlegel a dit : « l'ivrognerie est la principale cause du suicide en Angleterre, en Allemagne et en Russie; le libertinage et le jeu en France; la bigoterie en Espagne. » Deux cent suicides ont eu lieu à Londres, en 1829, par suite de l'habitude des boissons spiritueuses. Ces boissons sont moins recherchées dans la plupart des pays méridionaux que dans les contrées septentrionales; par la même raison, le suicide est fort rare aujourd'hui en Italie. Aussi Schelegel rapporte-t-il qu'une dame de Rome, devant laquelle on racontait qu'un jeune homme venait de mettre volontairement fin à ses jours, s'écria : « Ce doit être un étranger, car les Italiens ne sont pas si fous: » c'était, en effet, un Allemand, un mélancolique tailleur, au service d'un artiste. Nous avons vu qu'autrefois le goût de boire était rare en Angleterre; le suicide l'était également, et ce fut le vice de l'ivrognerie qui l'y introduisit vers le milieu du seizième siècle. Une circonstance qui prouve que la propension au suicide se lie à la manière de vivre d'un peuple, c'est qu'elle était également répandue chez les Romains, à l'époque de la décadence générale des mœurs, lorsque l'ivrognerie avait cessé d'inspirer le mépris, comme elle l'inspirait auparavant. Casper dit, en parlant de Berlin (1): « Le riche lord d'Angleterre et le pauvre journalier du nord de l'Allemagne consument leur vie et ruinent leur fortune tous deux, mais chacun à sa manière, le premier au jeu, et l'autre au cabaret; car si la longue série des causes morales qui donnent si souvent lieu au suicide, telles que le bouleversement des fortunes, les passions politiques, l'amour et même la misère, jouent ici un rôle assez restreint, puisque, dans une ville comme Berlin, l'ouvrier qui a de la bonne volonté trouve aisément les moyens de pourvoir à sa subsistance, je crois pouvoir affirmer, sans craindre de me tromper, que la principale cause, pour la classe inférieure, est l'ivrognerie, la peste de notre siècle. Ce vice menace de

---

(1) Mémoire sur le suicide, dans ses *Beitræge zur medizinischen Statistik und Staatsarzneikunde*, Berlin, 1825, p. 61.

détruire le peuple, au physique comme au moral, jusque dans les classes supérieures, et l'on est fondé à le considérer comme la source à laquelle se rapporte la multiplication des suicides dans notre capitale. » L'auteur rapporte, d'après des documens officiels, que le quart des habitans de cette ville qui ont attenté à leurs propres jours, depuis 1812 jusqu'en 1821, étaient des gens adonnés à la boisson.

Pour oublier sa misère et acquérir du moins quelque aptitude à remplir ses occupations ordinaires, l'ivrogne est obligé de boire sans cesse. De cette manière, il vit renfermé dans un cercle qui va toujours en se resserrant autour de lui. L'homme livré à la boisson est incapable de tout travail sérieux d'esprit, non-seulement parce qu'il a perdu la faculté de combiner des idées, mais encore parce que sa mémoire affaiblie ne fournit plus de matériaux à son intelligence. L'imagination est, chez lui, le dernier débris de l'activité de l'âme, et elle s'égare d'autant plus aisément, qu'elle est nourrie elle-même par les hallucinations auxquelles les sens sont si fréquemment sujets. Entre cette vie rêveuse, dans laquelle il arrive plus d'une fois aux impressions du dehors de se confondre avec celles du dedans, et la véritable folie, la nature offre plusieurs gradations, de sorte qu'on est souvent embarrassé de savoir si tel homme habitué à boire, qui commet des actions insensées, doit ou non être rangé parmi les fous. L'individu adonné depuis longtemps à la boisson se trouve constamment dans un état de demi-délire. L'ivrogne est prompt à s'emporter, mais il s'apaise bientôt comme un enfant; il parle beaucoup, il aime à discourir de choses dont il n'entrevoit pas la liaison, et n'arrive jamais au terme de ses récits; il juge sans avoir compris, il s'inquiète de futilités et néglige ses plus grands intérêts; ses propres affaires, au physique comme au moral, quel que soit leur désordre, ne fixent point son attention, ou ne l'attirent que par momens. Il se croit fort important et indispensable: aussi aime-t-il à commander, et toute contradiction directe l'irrite au point que son dépit s'exhale en paroles injurieuses, ou éclate en actes de brutalité. Le passage de ce misérable état à celui de folie réelle peut à peine être considéré comme un malheur. Cependant, avant d'étudier la folie qui résulte de l'ivrognerie, nous devons, pour poser les bases de l'appréciation juridique que nous aurons plus loin à faire des violences commises par l'homme ivre, analyser l'état physiologique avec plus de précision, et le ramener à un certain nombre de formes.

En adoptant, avec Clarus, Friedrich et autres, le terme d'*ébriosité*, et appelant ainsi l'état dans lequel, comme le dit fort bien Friedrich, l'homme est devenu la proie du vice de l'ivrognerie, nous pouvons, avec Clarus, distinguer les états suivans, eu égard à la vie morale:

1° La dégénérescence ébrieuse des mœurs et du tempérament, ou l'*inhumanité ébrieuse*, comprenant elle-même la *férocité ébrieuse* et la *morosité ébrieuse*;

2° L'*ivrognerie*;

3° Les *hallucinations ébrieuses des sens*, ou la *folie ébrieuse des sens*;

4° La *folie ébrieuse*.

Cette division suffit déjà pour montrer combien sont insensibles les nuances qui marquent le passage de la demi-folie à la folie confirmée.

A. *Inhumanité ébrieuse.* — A l'égard de la dégénérescence ébrieuse des mœurs et du tempérament, je l'ai dépeinte précédemment d'une manière générale.

La *férocité ébrieuse*, en particulier, se rencontre surtout chez les hommes robustes et dépourvus d'éducation, par conséquent, dans la basse classe du peuple. Elle se manifeste par une conduite brutale à tous égards, par de grossiers emportemens, par l'indifférence au bien-être et au repos d'autrui, notamment de sa propre famille, par le mépris des principes d'équité et de justice, par la jactance, et par une humeur querelleuse, dans les accès de laquelle l'homme abruti, quand on le contrarie, frappe sans nulle retenue, et emploie la violence pour maintenir ce qu'il prétend être son droit.

La *morosité ébrieuse* s'observe chez des sujets plus faibles et chez ceux qui ont quelques prétentions à la culture de l'esprit. Elle a pour caractères un mécontentement continuel de soi-même et des autres, spécialement de ses proches, d'interminables querelles et des vociférations dans l'intérieur du ménage, la fainéantise, la tendance à consacrer aux jouissances des sens le temps dont l'oisiveté fait un lourd fardeau. De là le goût de babiller avec les passans et les amis, les velléités de volupté, malgré l'impuissance partielle ou totale, la passion du jeu, celle de spéculer, la mauvaise humeur quand les spéculations tournent mal et que l'aisance dont on a joui jusqu'alors se dissipe ; de là, plus tard, la taciturnité et la propension à tromper, puis enfin le désespoir et le suicide.

Comme la morosité ébrieuse conduit à la mélancolie, ainsi la férocité ébrieuse dégénère souvent en démence et en manie.

B. *Ivrognerie.* — Je renvoie à ce que j'ai dit plus haut à ce sujet. Ici je ferai seulement observer que l'ivrognerie est d'abord un vice, et qu'elle devient ensuite une maladie. Le *premier degré* consiste en un desir des boissons spiritueuses qu'on sait être propres à mettre dans un état d'hilarité qui charme. Le *second degré* est un desir presque irrésistible, dû au besoin de relever ses forces abattues d'une manière quelconque, notamment par l'abus qu'on a fait antérieurement des liqueurs fortes. Le *troisième degré*, enfin, est un desir de boire irrésistible, et fort souvent périodique, qui constitue une véritable monomanie.

L'ivrognerie est une maladie morale, comme le dit Trotter ; mais elle a sa source dans un dérangement du physique. C'est ainsi qu'on parvient, suivant la remarque de Hoffbauer, à concilier les opinions inverses qui ont été émises touchant la nature de ce vice. « Trotter se trompe, dit-il, en ne voulant pas que la maladie soit le moins du monde physique, et Bruhl-Cramer en la considérant comme purement physique, comme n'ayant absolument rien de moral. » Il ne s'agit point ici de la cause éloignée qui porte l'homme à boire, car cette cause est certainement presque toujours le vice de l'ivrognerie, et par conséquent le *péché*, pour employer l'expression de Heinroth; mais l'ivrognerie amène une maladie, et la maladie produit un trouble moral, qui, d'après cela, ne peut point être dérivé immédiatement du péché.

C'est presque uniquement l'eau-de-vie qui conduit à l'ivrognerie. L'oisiveté, la volupté, l'esprit taquin, le chagrin, etc., ne sont pas non plus les seules circonstances qui poussent un homme à contracter l'habitude de boire et à devenir enfin un ivrogne; car le goût du travail, l'économie et l'avarice peuvent aussi amener ce résultat. L'ouvrier se fatigue souvent au-delà de ses forces, pour subvenir à son propre entretien, ainsi qu'à celui de sa famille, et mettre un petit pécule de côté : il croit avoir besoin, pour cela, de fortifians, et il boit de l'eau-de-vie; car le vin et les alimens substantiels ne sont point à sa portée, ou ils lui imposeraient une trop grande dépense : bientôt le peu d'eau-de-vie dont il s'était d'abord contenté, ne le stimule plus; il en prend davantage, et ainsi de suite, jusqu'à ce qu'il devienne buveur, et finalement buveur involontaire. Tous ceux qui habitent la campagne, dans des contrées où les ouvriers boivent de l'eau-de-vie, peuvent faire cette remarque. Hoffbauer rapporte l'exemple suivant, qui est fort curieux, et qui se place naturellement ici. « Un homme paraissant avoir vingt-six à trente ans, était l'unique enfant d'un vieillard presque septuagénaire, qui faisait un commerce lucratif dans les campagnes, quoiqu'il n'achetât pas les marchandises de la première main, et les tirât de la petite ville que j'habite. C'était presque toujours le fils qui venait à la ville pour les emplettes de la maison, et il ne cachait pas plus son malheur, que le père lui-même, dont il était le soutien, n'en faisait mystère. Il n'hésitait pas à promettre des centaines, des milliers d'écus à quiconque pourrait le guérir de son goût irrésistible pour la boisson. Le hasard voulut que je fusse présent un jour qu'il réitérait, en présence d'un ami de son père, cette déclaration que j'avais déjà souvent entendue sortir de sa bouche. L'ami lui conseilla de rester une matinée sans boire d'eau-de-vie, de remplacer cette liqueur par du café très fort, et de manger plus tard s'il se sentait de l'appétit : il lui recommanda, en outre, de dîner avec des viandes succulentes, et d'aider la digestion par un verre de vin vieux. Le malade n'avait à objecter que des raisons d'économie, mais, comme son père n'hésita point à passer par-dessus ce motif, il adopta le nouveau régime. Depuis quatre jours seulement il y était soumis quand je le revis, entièrement changé à son avantage; la bouffissure du visage, qu'on remarque chez les personnes accoutumées à boire, avait disparu, et la teinte cuivrée qui l'accompagnait était moins prononcée. Le jeune homme buvait le vin avec plaisir, mais sans se laisser aller à la jouissance. Son état est le même depuis deux ou trois ans ; seulement il semble aller toujours de mieux en mieux. »

C. *Hallucinations ébrieuses des sens.* — Il a déjà été dit quelques mots de ces hallucinations. Friedrich fait remarquer avec justesse qu'on les rencontre surtout chez les sujets faibles, d'un tempérament irritable, veineux et bilieux (atrabilaire), et qu'elles sont moins communes chez les individus robustes. Cependant le buveur de profession finit toujours par acquérir plus ou moins le tempérament bilioso-atrabilaire, lors même que la nature ne le lui avait point accordé d'emblée. Mais une autre remarque de Friedrich mérite d'être prise en considération : c'est que les hallucinations des sens augmentent graduellement d'intensité chez tous les buveurs. A l'égard de l'ouïe, c'est d'abord un bourdonnement de plus en plus fort, que le malade perçoit, et qu'il prend pour le bruit d'une pluie battante, celui d'une chute d'eau, le roulement du tonnerre dans le lointain, etc., ou pour un bruit de cloches, pour de la musique. Enfin, il entend des voix humaines, d'abord des mots sans suite, puis des discours entiers, qui lui sont adressés, et qui le déterminent même à lier conversation. Quant au sens de la vue, ses hallucinations vont depuis l'apparition d'étincelles et de mouches voltigeantes jusqu'à la diplopie, à la vue de spectres. On conçoit que l'éducation première du malade influe beaucoup sur ce qu'il croit ainsi entendre et voir, car l'imagination joue toujours un grand rôle dans la production de ces phénomènes. En ce qui concerne le sens du toucher, les fourmillemens, l'engourdissement des mains et des pieds etc., représentent le premier degré; puis les malades croient avoir un individu, surtout un enfant, couché à côté d'eux dans le lit, être enveloppés d'un filet, sentir toutes sortes de petits animaux ramper autour d'eux, etc. Les sens de l'odorat et du goût subissent fréquemment aussi des altérations; mais, en général, ils sont plutôt diminués que pervertis. Le goût aigre ou amer dans la bouche tient, comme en d'autres circonstances, à l'état des organes digestifs. (1)

D. *Folie ébrieuse*. — AA. *Delirium tremens*. — La folie des sens, chez les hommes livrés à la boisson, passe immédiatement à l'état qu'on appelle *delirium tremens*. D'après la définition de Barkhausen (2), « c'est une maladie qui attaque les individus ayant fait un long abus des boissons spiritueuses. Elle se caractérise principalement par le trouble des fonctions cérébrales et nerveuses, notamment l'insomnie, le délire et des hallucinations d'espèce particulière, fréquemment aussi par le tremblement des membres, avec, ou sans altération simultanée de la fonction du système vasculaire sanguin, avec ou sans fièvre, enfin par une grande tendance au collapsus, et ne cède qu'à un sommeil critique. » En général, les sujets atteints de *delirium tremens* ne sauraient se persuader du néant des fantômes qu'ils voient. Cependant Barkhausen a connu un boucher de cinquante-six ans, qui

---

(1) Friedrich, *Gerichtliche Physiologie*, p. 790.

(2) *Beobachtungen ueber den Sœuferwahnsinn oder das Delirium tremens*, Brême, 1825. p. 5 et 6.

disait savoir fort bien que les animaux qu'il voyait (réels ou imaginaires) étaient des fantômes, mais qui ne pouvait cependant pas se débarrasser de ces hallucinations, et présentait tous les autres symptômes du *delirium tremens* (1). On rapporte des cas dans lesquels des émotions violentes, de nature déprimante, l'abus du café (2), ou des doses élevées de substances narcotiques, comme la belladone, la pomme épineuse et surtout l'opium, ont provoqué une affection nerveuse dont les symptômes se rapprochaient beaucoup de ceux du *delirium tremens* (3); mais ces états diffèrent de la maladie qui nous occupe. Quant à la belladone, le docteur Diez, de Waldkirch, qui a tant contribué aux progrès de la psycologie fondée sur la physiologie et la pathologie, a publié trois cas qui s'y rapportent, et à l'égard desquels il s'exprime en ces termes : « Il est digne de remarque que les symptômes du *delirium tremens*, qu'on peut regarder comme la suite d'un empoisonnement lent par l'alcool, ont une grande analogie avec les effets de quelques poisons narcotiques. J'ai surtout été frappé de ce rapport dans plusieurs circonstances où j'avais employé l'extrait de belladone comme moyen curatif, et où il m'a suffi d'en faire prendre une très petite dose pour déterminer des

(1) *Loc. cit.* p. 132.

(2) *Medicin. Correspondenzblatt des Wurtenb. aerztlichen Vereins*, t. 1. p. 204.

(3) Comparez. Hœgh-Guldberg, *Commentatio de delirio tremente*. Copenhague, 1836, p. 18 et 25.

phénomènes analogues à ceux du *delirium tremens*, savoir des hallucinations, notamment de la vue et de l'ouïe, sans lésion proprement dite du jugement et de la volonté, accompagnées d'insomnie, d'une grande prostration des forces, de sueurs, et même de tremblemens dans les membres » (1). Les visions causées par l'opium sont connues (2). Grégory était allé en Hollande, pour visiter une de ses proches parentes, à laquelle il portait beaucoup d'intérêt, et qui était atteinte de marasme à un haut degré; à son retour, il prit une dose modérée de laudanum, dans la vue de faire cesser le mal de mer, et se coucha sur un lit, dans la cabine, où la dame lui apparut si distinctement, que la réalité n'aurait pu être plus frappante. Il était parfaitement éveillé, et bien convaincu qu'il avait sous les yeux un fantôme engendré par l'opium, de concert avec la profonde émotion de son cœur; mais tous ses efforts furent impuissans pour s'en délivrer. »

Les buveurs de vin sont rarement atteints du *delirium tremens*, et plus rarement encore ceux de bière. La maladie attaque presque uniquement les buveurs d'eau-de-vie. Elle n'exige pas, pour se développer, que l'homme boive souvent jusqu'au point de s'enivrer, et il lui suffit de boire plus que sa constitution ne le comporte. Barkhausen, Hœgh-Guldberg et la plupart des écrivains sont d'accord sur

---

(1) V. *Heidelb. Medicinische Annalen*, t. III. cah. 1. p. 74.
(2) Macnish, *loc. cit.* p. 29.

2

ce point. Ainsi, Barkhausen dit qu'il lui est fréquemment arrivé de voir la maladie chez des gens que nul n'aurait été tenté de prendre pour des ivrognes, attendu que jamais ils ne s'enivraient. Les femmes y sont moins sujettes ; ce phénomène ne saurait être attribué, comme le fait remarquer Barkhausen, à ce qu'il n'y a pas autant de femmes que d'hommes qui se livrent à la boisson, car la disproportion est trop grande pour ne pas dépendre d'une autre cause. Sur cent soixante-dix malades que Rayer a observés, il n'y avait que sept femmes; Bang n'en a compté que dix parmi quatre cent cinquante-six malades, Hœgh-Guldberg, une seulement sur cent soixante-treize, Kruger-Hansen, une sur seize, et le directeur de l'hôpital de Christiana une sur onze. En Angleterre, en Pologne, au contraire, les deux sexes semblent être atteints dans la même proportion. Hœgh-Guldberg croit que les femmes sont plus disposées à l'hydropisie qu'au *delirium tremens*. La maladie est bien plus commune dans le nord, par exemple en Norwège, en Suède, en Danemark, en Russie, en Pologne, aux Etats-Unis, en Angleterre et dans l'Allemagne septentrionale, que dans le midi, et spécialement en France, en Italie et dans l'Allemagne méridionale, privilège dont, au reste, cette dernière contrée ne tardera pas à être dépouillée, puisque le goût de l'eau-de-vie y fait chaque jour de nouveaux progrès et que cette maladie est répandue dans un pays en raison de l'abus qu'on y fait de l'eau-de-vie. Lippich la regarde comme le plus exact de tous les alcoolomètres. Tandis que Bang comptait, dans l'hôpital de Frédéric, à Copenhague, pendant les années 1826 à 1829, quatre cent cinquante-six personnes atteintes de *delirium tremens*, sur un total de neuf mille malades, Hœgh-Guldberg assure n'avoir vu que rarement cette maladie dans les hôpitaux de Paris, pendant l'hiver de 1833 à 1834. On la connaît à peine en Italie. Elle n'est déjà plus aussi rare qu'autrefois dans le midi de l'Allemagne; quoique ma pratique soit assez étendue, je ne l'ai observée que trois fois en huit années dans les campagnes. Les médecins anglais assurent qu'on la voit fréquemment aux Indes orientales et occidentales, depuis que les habitans de ces pays ont contracté l'habitude de boire beaucoup d'eau-de-vie. Ainsi la chaleur du climat ne s'oppose point à son développement; il se pourrait même qu'elle devînt plus commune dans les contrées chaudes que dans les climats froids, si l'on y consommait autant de liqueurs fortes que dans ces derniers.

Quant à ce qui concerne l'âge, les observations de Bang, de Lind, de Rayer, de Léveillé (1), de Hœgh-Guldberg et autres prouvent que les personnes de trente à cinquante ans sont plus exposées que d'autres au *delirium tremens*, et que celles de quarante à cinquante ont encore la prééminence, à cet égard, sur celles de trente à quarante. Le plus jeune des malades de Hœgh-Guldberg était âgé de vingt-deux ans et le plus vieux de soixante-et-dix. Barkhausen n'en a pas vu un seul au-dessous de vingt-trois ans, et le plus âgé comptait au-delà de soixante années.

(1) *Mém. de l'Académie royale de Médecine*, tom. Ier, pag. 181.

2.

Sous le rapport du rang social, la classe la plus exposée est toujours celle dont les membres sont le plus adonnés à l'eau-de-vie. Voilà pourquoi on rencontre surtout le *delirium tremens* parmi les gens qui n'ont point d'occupations réglées, qui travaillent en plein air, et qui ont beaucoup de momens d'oisiveté, qu'ils passent dans les cabarets à boire l'eau-de-vie. Ainsi, par exemple, Barkhausen assure qu'à Brême les tonneliers, les porte-faix, les brouetteurs, etc., sont de préférence soumis tant au *delirium tremens* qu'à d'autres maladies propres aux ivrognes, parce que la plupart d'entre eux, sinon même tous, sont ou deviennent des buveurs.

La manifestation de la maladie reconnaît fréquemment pour cause prochaine un nouvel excès de boisson. Quelques auteurs ont prétendu aussi qu'une subite abstinence totale d'eau-de-vie entraînait parfois un accès de *delirium tremens*; tels sont, en particulier, Armstrong, Luders et Wendt. Le premier raconte que deux hommes condamnés à la détention au pain et à l'eau, furent pris de la maladie dans la prison même. Mais ici d'autres circonstances encore doivent être prises en considération. Les émotions morales, notamment la colère, le chagrin, la crainte, la frayeur, sont regardées, à juste titre, comme autant de causes occasionnelles du *delirium tremens*. Kriebel (1) pense qu'une insomnie prolongée doit être considérée comme la première et la principale de ces

(1) Dans le Journal de Hufeland, 1824, avril, p. 22.

causes; mais Barkhausen, avec raison, l'accuse de confondre ensemble l'effet et la cause, puisque l'insomnie marque incontestablement le début de la maladie. Cependant il y a des faits qui militent en faveur de l'opinion émise par Kriebel. Les buveurs qui en sont déjà venus au point que le *delirium tremens* menace d'éclater chez eux, dorment en général moins, et leur sommeil n'est point réparateur; s'il survient encore une cause extérieure d'insomnie, notamment des secousses morales ou de violentes douleurs, rhumatismales, par exemple, qui mettent obstacle au sommeil, en pareil cas on ne peut point dire que l'insomnie ne soit pas par elle-même cause occasionnelle du *delirium tremens*.

La saison et le temps influent aussi sur la fréquence de la maladie. Bang, à Copenhague, a vu, de 1826 à 1829, quatre cent cinquante-six personnes qui en étaient atteintes, sur neuf mille malades. Hœgh-Guldberg n'en a rencontré que cent soixante-treize sur sept mille, dans les années 1830 à 1832. Cette disproportion ne peut s'expliquer que par l'admission d'une influence épidémique. La plupart des malades de Bang furent frappés dans les mois de mai, juin et juillet. Hœgh-Guldberg a remarqué que le nombre des malades était double pendant le mois de mai. Barkhausen dit que ni lui ni plusieurs de ses confrères, qu'il interrogea sur ce point, n'ont vu presque aucun cas isolé, et qu'ordinairement il s'en présente plusieurs à-la-fois, après que quelques mois peut-être se sont écoulés sans qu'il s'en offrît aucun. Le plus grand nombre de malades que ce praticien ait observés simultanément, coïncidait avec le commencement du mois de mai. Les circonstances atmosphériques les plus favorables à l'apparition du *delirium tremens* paraissent être les mêmes que celles sous l'empire desquelles les apoplexies sont le plus fréquentes. L'abaissement du thermomètre et l'accroissement de la pesanteur de l'atmosphère exercent surtout une grande influence. (1)

Enfin, il y a d'autres maladies qui appellent le *delirium tremens*, ou plutôt qui lui donnent occasion de se manifester, et qui en deviennent ensuite des complications. Ces maladies sont en partie elles-mêmes des suites de l'empoisonnement par l'eau-de-vie. Parmi celles qui occasionnent le *delirium tremens*, on compte principalement la fièvre gastrique bilieuse, qui prend souvent le caractère typhoïde, les inflammations, en particulier les phlegmasies du poumon, le rhumatisme et l'érysipèle, celui de la face surtout, etc. Ici se rangent également des lésions extérieures de nature très variée. P. Schmidt, de Hambourg, a rarement observé le *delirium tremens* pur, tandis que Gœden, de Brême, prétend, contre l'opinion de presque tous les autres médecins, ne l'avoir jamais vu compliqué avec d'autres états morbides. Cette diversité d'opinion tient probablement à ce que le *delirium tremens* bien déclaré masque la maladie qui le précédait et qui peut-être l'avait déter-

(1) V. Barkhausen, *loc. cit.* p. 17 et 18. — Hœgh-Guldberg, *loc. cit.* p. 21 — 23.

miné (1). Le docteur Sibergundi a, tout récemment, exprimé la même manière de voir, en disant que l'apparition du *delirium tremens*, chez un buveur, ne peut avoir lieu qu'autant que l'état général du sujet présente d'autres anomalies de genre différent, et il cite des cas dans lesquels la maladie n'éclata qu'à la suite de la fièvre scarlatine, de troubles des fonctions digestives, de phlegmasies pulmonaires, d'épilepsies, etc. (2). Toute maladie qui attaque les buveurs, toute lésion mécanique, toute secousse morale violente, peut amener le *delirium tremens*, alors même que le sujet a peut-être renoncé depuis long-temps déjà au vice de l'ivroguerie, comme l'ont observé Sutton (3) et Barkhausen. (4)

Les meilleurs écrivains distinguent le *delirium tremens* en aigu et chronique, en idiopathique et symptomatique, en sthénique et asthénique. De ces distinctions, la première surtout est d'une haute importance pour la thérapeutique.

La première période de la maladie se caractérise par une agitation inaccoutumée, l'anxiété et l'insomnie, par le défaut d'appétit, des rapports, des nausées, même des vomissemens, auxquels les buveurs sont, en général, si sujets. Aussi Huzeden

(1) P. Schmidt, dans les *Mittheilungen aus dem Gebiet der gesammten Heilkunde, herausgegeben von einer med. und chirurg. Gesellschafft in Hamburg.* t. 1, p. 1 — 120.

(2) Dans le journal de Hufeland, mai 1835.

(3) *Abhandlung ueber das Delirium tremens.* Brême, 1820, p. 46.

(4) *Loc. cit.*, p. 15.

prétend-il que tout *delirium tremens* est compliqué de gastricisme. Les douleurs causées par les maladies qui pouvaient exister jusqu'alors s'effacent de plus en plus. Le malade a déjà des hallucinations de l'ouïe, de la vue et du toucher : cependant il peut encore se convaincre que les fantômes qu'il perçoit sont sans objet réel ; il se croit très malade, et il s'imagine sentir les approches de la mort. Peu-à-peu les hallucinations des sens l'emportent sur l'activité de l'âme ; le malade croit à la réalité des images fantastiques qui flottent devant ses yeux ; l'anxiété que son état lui causait se dissipe, le délire prend un caractère de gaîté, le malade fait de l'esprit, dont il puise les matériaux dans le monde idéal au milieu duquel il vit ; il rit de grand cœur de ses propres saillies, et ceux même qui l'entourent ont souvent de la peine à garder leur sérieux. Nous retrouvons ici cette *humour* qui nous avait frappés précédemment dans le tableau des effets consécutifs de l'ivresse. Elle fait oublier pour quelque temps au malade ses souffrances, au malheureux sa misère, à celui que la conscience bourrèle ses remords. Elle n'abandonne pas non plus l'insensé, et répand du charme sur les travaux sans relâche auxquels il croit devoir se livrer ; tantôt ces travaux sont les occupations ordinaires du sujet, qui veut alors les terminer en toute hâte, et tantôt ils consistent à écarter des obstacles qui se renouvellent incessamment sous ses pas. Le malade croit sa chambre, son lit, ses habits pleins de mouches, d'oiseaux, de souris, de rats, ou même d'animaux imaginaires, dont il donne la description quand on la lui demande, et il a recours à toutes sortes de gesticulations pour éloigner ces hôtes incommodes. Il repousse des voleurs ou des ennemis, voit des soldats couverts de brillans uniformes, se croit menacé d'un danger qu'il cherche à éviter par la ruse, etc. Assez souvent il aperçoit des gobelets, qu'il porte à sa bouche, et vide avec avidité. Il demande fréquemment de l'eau-de-vie, mais avale, comme telle, tout ce qu'on lui présente, pourvu que le vase ait la forme d'un verre à liqueur, et que le liquide ne s'éloigne pas trop de l'eau-de-vie par sa couleur. L'énorme activité qu'il déploie paraît être la cause pour laquelle son corps ruissèle sans cesse de sueur. La langue est communément peu chargée; les malades mangent, ils éprouvent rarement une grande soif, et souvent ils ont à peine de la fièvre. Dans le *delirium tremens* asthénique, dont il s'agit ici plus particulièrement, le regard est plutôt effaré et farouche que doux: l'œil a un éclat spécial, et il est humide. Ordinairement, le sujet obéit volontiers à ceux qui ont de l'autorité sur lui: il suit les ordonnances du médecin, et prend les médicamens qu'on lui présente, quoiqu'il se croie en bonne santé et s'imagine assez souvent avoir à côté de lui un autre malade auquel s'adressent les prescriptions de l'art. La tête est peu chaude, la face n'est point rouge, les carotides ne battent pas avec force, le pouls est assez vif, mais plutôt petit que grand et plein. Dans les cas heureux, au bout d'un, deux, trois, quatre, ou même seulement sept à huit jours, l'envie de dormir prend au malade, qui finit par s'endormir réellement.

Son sommeil, d'abord peu tranquille, devient ensuite profond, et il se réveille en pleine raison. Cependant, il est rare qu'un seul somme suffise pour l'arracher entièrement à son monde fantastique. Alors même qu'il est devenu plus raisonnable, bien des rêves lui semblent encore des réalités, et fréquemment ses sens redeviennent le jouet d'hallucinations. Il se rendort de nouveau, et à son réveil il est guéri du *delirium tremens*, mais sans être délivré de toutes les autres suites de l'ivrognerie.

Je n'ai point parlé du tremblement, parce que la plupart des auteurs ne le regardent pas comme un symptôme constant et pathognomonique. Cependant, il existe dans la majorité des cas, et ordinairement à un haut degré, de sorte que le malade marche en chancelant et ne peut souvent porter une cueiller ou un verre à la bouche. Dans les cas que j'ai observés, le tremblement existait, et il était très violent.

Le *delirium tremens* peut ainsi se présenter sous les dehors d'une maladie nerveuse. Mais il revêt une autre forme encore, qui lui donne davantage de ressemblance avec la frénésie, avec l'inflammation du cerveau. On le nomme alors *delirium tremens* tumultueux. Dans ce cas, la première période, celle des prodromes manque souvent; tous les autres phénomènes s'entremêlent les uns avec les autres; le malade est capricieux et indisciplinable; la tête est entreprise et chaude; les yeux lancent des éclairs, et sont fréquemment rouges; il survient souvent des hémorrhagies nasales, et dans quelque cas la scène s'annonce par des convulsions, qui simulent l'épilepsie.

Le pouls est plein, même dur : souvent il y a de violens battemens du cœur, et les malades éprouvent une grande anxiété, ou deviennent furieux. La terminaison est tantôt la guérison par un sommeil critique, tantôt la mort par une apoplexie séreuse ou sanguine, au milieu d'un état soporeux, ou après des convulsions, tandis que, dans le *delirium tremens* asthénique, elle n'est amenée que par l'épuisement du système nerveux, par la paralysie du cerveau, par l'apoplexie dite nerveuse.

Les ouvertures des cadavres faites par Barkhausen, Schmidt, Hœgh-Guldberg et autres apprennent, en général, que des traces d'irritation et d'inflammation du cerveau, comme injection des vaisseaux capillaires, épanchemens séreux entre les méninges et exsudations puriformes, se rencontrent bien dans le *delirium tremens* sthénique, mais qu'elles ne sont point constantes, et que, dans le *delirium tremens* asthénique, au lieu de vestiges d'inflammation, le cerveau offre seulement des indices de congestion veineuse, savoir une dilatation des vaisseaux, qui sont médiocrement pleins du sang. Barkhausen a trouvé une fois le cerveau exsangue à un degré remarquable. Il n'est pas rare qu'on voie de la sérosité dans les ventricules et dans le canal vertébral.

Le cadavre de ceux qui ont succombé au *delirium tremens* offre aussi, comme celui des autres buveurs, des inflammations et des dégénérescences du poumon, du cœur, de l'estomac et des intestins, des hypertrophies du foie, qui est gorgé de sang, et dont le tissu se déchire aisément, des ramollissemens de la rate.

Le *delirium tremens* laisse à sa suite une tendance prononcée à la récidive, quand le malade ne renonce point à la boisson. Hœgh-Guldberg a rapporté un cas dans lequel l'affection reparut jusqu'à quinze fois.

Le *delirium tremens* chronique est celui qui, amendé par un sommeil de courte durée, se reproduit continuellement, ne guérit presque jamais, et dégénère la plupart du temps en une véritable démence continuelle.

Le docteur Jahn, de Meiningen, signale une nouvelle forme de démence périodique des buveurs, qu'il a observée (1). Après que les symptômes de l'empoisonnement chronique par l'eau-de-vie sont dissipés, le ventre se tuméfie soudainement à un point énorme, il devient dur et tympanitique; il survient en même temps une anxiété et une oppression considérables. Les malades ressentent à la région épigastrique une indicible douleur, semblable à celle que produiraient des charbons ardens; cette douleur part d'un point, d'où elle se répand dans toutes les directions, et elle fait pousser des cris perçans. Ensuite les extrémités inférieures sont prises de spasmes, d'abord cloniques, puis toniques, de sorte qu'elles deviennent raides, et que toutes les articulations demeurent fléchies. Les spasmes se propagent aux membres supérieurs, à la poitrine, à la face : le malade perd connaissance, ses

(1) *Mediz. Conversationsblatt*, par Hohnbaum et Jahn, 1831. N° 35. p. 276-279.

traits se décomposent, son visage prend un pâleur cadavéreuse, sa peau est froide et visqueuse, son pouls est spasmodique, et il se déclare un délire borné, la plupart du temps, à quelques exclamations sans suite. Après que cet état a duré depuis quelques minutes jusqu'à un quart d'heure, le corps s'affaisse au milieu de bruyans borborygmes, et reprend sa mollesse première, la connaissance revient, et il s'établit une abondante sueur visqueuse et froide. Les malades sont accablés et brisés, mais tout-à-fait sans fièvre. Pendant le calme qui succède, on ne remarque rien d'anormal, si ce n'est de la faiblesse, de la pâleur, du froid, et de légères convulsions dans les muscles de la face. Au bout d'un ou de plusieurs quarts d'heure, la scène précédente se renouvelle, et la répétition a lieu trois ou quatre fois, jusqu'à ce qu'il survienne enfin un repos complet, qui dure ensuite des jours ou des semaines. Durant cet intervalle, les malades se trouvent dans le même état qu'avant l'accès: seulement il leur reste de la courbature, de l'embarras dans la tête, et de faibles spasmes dans l'une ou l'autre des parties musculaires, parfois aussi de légères paralysies. Après un laps de temps indéterminé, les accès reviennent, et la maladie marche ainsi par paroxysmes, que séparent des intermissions plus ou moins complètes.

Si l'on en juge d'après la description, cette forme de maladie n'appartient point au *delirium tremens*, quoique Hœgh-Guldberg l'y rapporte (1). J'ai dit

(1) *Loc. cit.* p. 28.

précédemment que les convulsions et l'épilepsie ne sont point rares chez les ivrognes : or, l'épilepsie abdominale, signalée par Jahn, pourrait bien appartenir à cette catégorie. Du reste, non-seulement les épileptiques adonnés à la boisson, et qui lui sont même peut-être redevables de leur affection, sont sujets à être atteints du *delirium tremens* (1), mais encore celui-ci débute quelquefois par un accès épileptique, comme dans trois observations que Barkhausen a recueillies sur une même personne, et comme le rapporte aussi le docteur d'Alguen, médecin à Muhlheim sur le Rhin (2). En effet, ce dernier praticien a vu un buveur de quarante ans, qui avait déjà été atteint plusieurs fois du *delirium tremens*, dont chaque apparition était précédée d'une attaque épileptiforme. Il n'est pas rare non plus que des symptômes de tétanos et d'épilepsie éclatent pendant le *delirium tremens*.

BB. *Mania a potu*. — De nombreux exemples attestent que l'ivrognerie peut occasioner la manie. Celle-ci est également périodique, elle ressemble, sous plusieurs rapports, au *delirium tremens* sthénique, et l'on ne peut douter qu'elle n'ait été confondue plus d'une fois avec lui. Ici se range la *mania a potu*, admise par Pfeufer, qui la distingue expressément du *delirium tremens*. La *mania a potu* est,

---

(1) V. Schmidt, *loc. cit.* — Ebermaier, dans les *Heidelb. klinische Annalen*, t. III. cah. 4. p. 560-572.

(2) Dans l'*Archiv. fuer medicinische Erfahrung* de Horn, Wagner et Nasse, 1829, janvier et fevrier, n° 4.

suivant lui, une vraie manie ayant des intervalles lucides, et qui dure un mois à six semaines. La force musculaire paraît accrue, les malades ont des mouvemens brusques, et ils aiment à changer de place (ce qui, du reste, a lieu aussi dans le *delirium tremens*). Une irrésistible propension à détruire et à s'emporter les pousse aux actes les plus dépourvus de bon sens; le dissipateur devient avare et l'avare prodigue. Chez les personnes mariées, l'amour pour leurs enfans s'éveille de temps en temps (comme aussi dans le *delirium tremens*), et le goût de la volupté est plutôt accru que diminué. La maladie se présente plus fréquemment, dit-on, dans les classes supérieures de la société, chez les hommes arrogans, qui ont des contrariétés à supporter, et éprouvent souvent des affections tristes de l'âme, qu'ils cherchent à étourdir en se livrant à la boisson; aussi leurs plaintes roulent-elles principalement sur des offenses qu'ils ont reçues, sur des persécutions ou des injustices qu'ils ont éprouvées, etc.

Le docteur Cless, médecin en chef de l'hôpital Sainte-Catherine à Stuttgardt, croit que la distinction de la manie ébrieuse en *delirium tremens* et en *mania a potu* est parfaitement fondée dans la nature, attendu qu'il s'est présenté à lui des exemples de ces deux maladies. Il a publié (1) un cas de *mania a potu* qui fut remarquable par l'intensité extraordinaire des accès de fureur et par la promptitude avec la-

(1) *Medizin. Correspondenzblatt*, t. III. p. 310.

quelle la mort enleva le malade. Voici la description des derniers accès que ce dernier éprouva dans l'hôpital : « Il poussait des cris terribles, ses traits étaient bouleversés, ses yeux roulaient dans leurs orbites, ses pupilles étaient dilatées, sa tête chaude, sa face rouge, son front baigné de sueur, son pouls plein, dur et vite, ses sens en proie à des hallucinations. Il voyait sans cesse des flammes et des figures en feu qui se plaçaient devant lui d'un air menaçant. Pendant le troisième accès, qui ne se fit pas long-temps attendre, la fureur fut effrayante ; le malade croyait toujours voir un bûcher sur lequel on voulait le brûler, et il faisait de continuels efforts pour échapper à ce prétendu danger : à peine trois hommes suffisaient-ils pour le contenir. Durant le quatrième accès, qui fut si violent que le malade détruisit tout ce qui lui tomba sous les mains, et se frappa la tête contre la muraille avec assez de force pour y laisser des taches de sang, il mourut d'épuisement. L'ouverture du corps fit voir de la sérosité dans le cerveau, une abondante gelée aqueuse entre la pie-mère et l'arachnoïde, et le cerveau ramolli : à la base du crâne, au-devant du pont de Varole, et le long des tubercules quadrijumeaux, l'encéphale présentait, dans l'étendue d'un pouce, une teinte livide qui pénétrait à quelques lignes de profondeur. » Pfeufer a trouvé une fois de la sérosité accumulée dans le cerveau et dans la moelle épinière. (1)

(1) *Ibid.* 1831, n° 7. p. 49-56.

CC. *Folie, mélancolie, démence.* — Le *delirium tremens* dégénère en folie, mais celle-ci survient aussi sans avoir été précédée par lui. Il n'y a qu'un pas de la perte des sens et du demi-délire dans lequel le buveur vit habituellement, à la folie. Cependant il n'est pas fort rare qu'à la suite de l'abus des boissons, quand le sujet est tombé dans la misère, il se développe en lui une mélancolie qui le conduit au suicide. Enfin, lorsque le malade a passé par tous les maux physiques et moraux, il tombe dans la démence, qui est la mort absolue de l'esprit. Non-seulement les divers troubles moraux dont il a été question jusqu'ici prennent ce mode de terminaison, mais encore la démence peut être la conséquence toute naturelle de l'hébêtement particulier aux buveurs, sans que d'autres anomalies de la vie morale viennent se placer entre elle et lui. Est-il possible d'imaginer rien de plus triste qu'un homme qui lui-même a tué son esprit et s'est ravalé au-dessous de la brute? La faculté de vivre qui lui reste encore ne peut, dans aucun cas, être considérée comme une punition pour lui, puisqu'un homme en démence n'a pas le sentiment de la punition; sa vue est bien plutôt un effrayant exemple pour tous ceux qui sont en voie de rabaisser l'humanité comme il l'a fait.

Des maladies morales de diverses espèces sont endémiques parmi les peuples du nord de l'Europe et de l'Asie, les Lapons, les Samoïèdes, les Ostiakes et les Kamtschadales; je présume que l'abus de l'eau-de-vie, auquel l'un et l'autre sexe sont adonnés, y prend une grande part. Ces peuples ont le système nerveux d'une susceptibilité à laquelle on ne devrait point s'attendre sous la latitude qu'ils habitent; le moindre son qui les frappe à l'improviste les fait tomber en syncope et leur donne des convulsions. Les Samoïèdes sont sujets à deux maladies fort remarquables : l'une s'appelle *imerachism*, et consiste en quelques accès de fureur, pendant lesquels les malades manifestent un irrésistible penchant à l'imitation; l'autre, qui me paraît surtout devoir se placer ici, est nommée le *diable-au-corps* : elle consiste dans l'idée fixe que le corps du malade est possédé par un ou plusieurs démons, et elle est accompagnée d'un hoquet continuel. Les personnes attaquées de cette dernière maladie sont très faibles et ont un aspect qui excite la compassion; il est rare qu'elles guérissent. Le mal éteint souvent la faculté de concevoir chez les femmes (1). Les Kamtschadales, en général, sont un peuple content de son sort, mais fort enclin au suicide. Ils traitent leurs femmes d'une manière très grossière (ce qui est aussi, chez nous, l'usage des buveurs d'eau-de-vie), ils n'ont aucun sentiment d'humanité. La simplicité de leur genre de vie fait qu'ils sont peu exposés aux maladies; cependant la phthisie pulmonaire est fort commune parmi eux, ce qui, sans doute, tient également au continuel abus qu'ils font de l'eau-de-vie. (2)

(1) Friedrich, *Diagnostik der psychischem Krankheiten* p. 107.

(2) Schnurrer, *Geographische Nosologie*, Stuttgard, 1813, p. 115. — J. G. Pohl, *Handbibliothek fuer meine. Tochter*. Noerdlingen, 1797. p. 288.

Pinel dit qu'en Angleterre la folie dépend la plupart du temps d'un genre de vie désordonné et de l'abus du vin et des autres boissons spiritueuses, tandis qu'en France elle est presque toujours déterminée par des affections morales. Cependant M. Esquirol cite aussi, en France, un grand nombre d'aliénations mentales qui devaient leur origine à l'ivrognerie (1). De 1826 à 1833, il a été admis, dans l'établissement de Charenton, quinze cent cinquante-sept aliénés, dont cent trente-quatre avaient perdu la raison par abus des liqueurs fortes; de plus, cent quarante-six étaient devenus fous à la suite de désordres de toutes espèces, qui doivent également prendre place ici, du moins en partie. Dans un rapport officiel présenté au conseil des hôpitaux de Paris, il est dit qu'en 1822, sur sept cent soixante-quatre hommes et dix-sept cent vingt-six femmes, il se trouvait soixante-quinze des premiers et cent cinquante des secondes, dont la folie reconnaissait pour cause l'ivrognerie. L'Allemagne n'est pas mieux partagée. Casper s'exprime ainsi (2) : « Un rapport officiel, qui concerne Berlin et embrasse les dernières années, nous apprend que près du tiers des aliénés appartiennent aux basses classes du peuple, et sont tombés dans leur triste état par l'abus de l'eau-de-vie. » On lit, dans un autre passage du même auteur : « Cet abus est précisément une des causes qui ont contribué

(1) *Des maladies mentales*, Paris 1838, t. II. p. 73, 359, 682.

(2) *Loc. cit.* p. 62.

à accroître le nombre des aliénés à Berlin pendant les dernières années. Il est bien vrai que la plupart des cas d'aliénation mentale par l'effet de la boisson, ont lieu chez des hommes qui ont contracté l'habitude de boire; cependant il ne manque pas non plus d'exemples d'individus qui ont perdu la raison pour avoir bu avec excès des liqueurs fortes, à l'usage desquelles ils n'étaient d'ailleurs point adonnés. Je vais rapporter un cas dans lequel une seule ivresse, coïncidant avec des circonstances morales, entraîna une aliénation mentale passagère. Un garde-chasse marié, de quarante ans, et d'une complexion très robuste, d'un tempérament sec et bilioso-atrabilaire, habitué à un genre de vie réglé, et ennemi de la boisson comme du jeu, se trouvant un soir dans une compagnie de buveurs, but de la bière et du vin jusqu'à complète ivresse, et perdit au jeu. Il passa une grande partie de la nuit avec ses camarades. Enfin la mélancolie s'empara de lui, et il parla de se brûler la cervelle. Nul doute que le vin, la perte au jeu, le repentir d'avoir manqué à ses devoirs et négligé un service fort rigoureux, enfin la crainte de ses supérieurs, si la chose venait à être découverte, nul doute, dis-je, que toutes ces circonstances ne se soient réunies pour porter dans son âme un trouble qui le mit tout-à-fait hors de lui. Arrivé dans son logis, il tint les discours les plus déraisonnables, marchant à grands pas dans la chambre, voulant sortir à chaque instant, riant aux éclats, puis ricanant avec dédain, et n'écoutant ni les représentations de sa femme ni celles des amis qui l'avaient accompagné. Il ne se mit au lit qu'au bout de plusieurs heures; mais, au lieu de s'endormir, il ne fit que s'agiter en tous sens, parlant encore de se tuer, et tenant de temps en temps des propos incohérens. Le matin je fus appelé. La face était rouge, l'œil étincelant et le pouls plein; le malade parlait, à bâtons rompus, de coquins qu'il devait arrêter, se souvenait à peine de ce qui lui était arrivé la veille au soir, et disait en riant qu'il se portait bien, qu'il allait me suivre. Évidemment j'avais sous les yeux les prodromes de la manie, ou plutôt un commencement même de manie. Je prescrivis une saignée et un émétique, après quoi le malade ne tarda pas à devenir tranquille. La nuit suivante il dormit, et, à son réveil, il était rétabli. »

Ici se place encore un cas de manie transitoire, avec convulsions, que je citerai plus loin, d'après Schneider d'Offenbourg; cette manie était survenue après l'usage d'une quantité modérée de vin capiteux.

Pinel dit que les circonstances qui sont propres à déterminer la manifestation de la manie périodique, et les affinités de cette maladie avec la mélancolie et l'hypocondrie, portent à croire qu'elle a presque toujours son siège primitif dans la région stomacale, et que cette région est le foyer d'où les accès de la folie se répandent pour ainsi dire en rayonnant. Si cela est vrai, on conçoit sans peine comment des excès de boisson peuvent occasioner la manie.

Reil s'exprime de la manière suivante à l'égard de la prédisposition des buveurs aux maladies men tales : « Toutes les boissons spiritueuses agissent d'une manière spécifique sur l'impressionabilité du cerveau. Elles l'accroissent, en rompant l'équilibre par le retour fréquent des exaltations, et finissent par l'émousser. Celui qui s'adonne au vin devient joyeux, voluptueux, taquin, puis insensé, et enfin complètement insensible; les ivrognes sont exposés à tomber dans la manie et la démence, surtout lorsqu'ils dorment peu. Aussi, est-il passé en proverbe, qu'on noie sa raison dans le vin. » (1)

§ II. *Causes de l'ivrognerie.*

> Le vice de l'ivrognerie suit de très près le plaisir de boire. ZSCHOKKE.

La cause la plus générale de l'ivrognerie est le goût que tous les hommes éprouvent pour le plaisir, le desir qu'ils ont de se plonger, au moyen de l'ivresse, dans un état qui leur fasse oublier les désagrémens de la vie. C'est pour ces motifs que boivent grands et petits, riches et pauvres, jeunes et vieux. C'est pour eux que tous les peuples ont et ont eu, depuis les temps les plus reculés jusqu'à ce jour, des moyens de s'enivrer, dont la découverte et la préparation annoncent souvent beaucoup de sagacité.

Quant aux causes particulières, il faut les chercher dans des circonstances extérieures, dans la disposition morale et le développement de l'homme, dans des particularités physiques, dans la maladie.

(1) *Fieberlehre*, t. IV. p. 394.

A l'égard des circonstances extérieures qui peuvent conduire un homme à s'adonner à la boisson, elles comprennent:

1° Certaines professions qui occupent beaucoup auprès du feu, et exigent, en outre, un déploiement considérable de forces physiques, comme celles des forgerons, des boulangers, des ramoneurs, etc.

2° Les rudes travaux du corps en général, notamment au grand air et à l'intempérie des saisons; tel est le cas des maçons, des charpentiers, des cantonniers de routes, et en général des journaliers.

3° Lippich range ici la vie sédentaire, l'habitude de rester long-temps debout, la marche au grand air, par conséquent les professions de douanier, de portier, de marchand forain, de jardinier, et les journaliers sans ouvrage. Mais il se pourrait fort bien qu'on dût surtout accuser, d'une part les travaux pénibles à l'air libre, comme chez les jardiniers, et de l'autre le défaut d'occupation, l'oisiveté, la distraction.

4° Le métier de débiter des liqueurs fortes et les exemples conduisent à l'ivrognerie les aubergistes, leurs femmes et leurs serviteurs. Cependant il faut, de plus, avoir égard à l'activité qu'exige cette profession, aux veilles prolongées, à l'irrégularité des repas et aux nombreux intervalles de repos auprès du feu. J'ai vu des maîtresses d'auberges, auparavant femmes actives et fort estimables, finir par s'adonner à la boisson et ruiner leur santé : d'abord, elles se contentaient, quand il fallait quitter le lit de très bonne heure, de prendre le matin une gorgée d'eau-de-vie, *pour se fortifier;* puis elles en buvaient le soir, dans la journée et enfin à tous momens; elles devenaient incapables de travailler quand elles étaient à jeun, et buvaient de plus en plus, jusqu'à ce qu'elles fussent victimes prématurées de ce vice.

5° L'exemple, la mauvaise compagnie, des conseils perfides ou de tristes préjugés sont une cause puissante d'ivrognerie. Il est honteux que tant de malheureux enfans contractent ainsi le goût de boire, surtout de l'eau-de-vie. Lippich rapporte qu'à Laybach il est passé en proverbe, chez le bas peuple, qu'il faut donner du vin aux enfans, pour faciliter le travail de la dentition, dût la mère vendre pour cela jusqu'à sa dernière jupe. Il ajoute que, pendant la coqueluche épidémique de 1830, les enfans reçurent de l'eau-de-vie avec des figues, comme un remède éprouvé. L'auteur de l'article *Mœurs des paysans irlandais*, dans le *Pfennigmagazin* (1), assure que ces paysans considèrent le vin ou l'eau-de-vie comme un moyen curatif contre tous les maux, parce qu'ils placent le siège de ceux-ci dans le cœur, et que leur exclamation habituelle au lit des malades est *qu'un pauvre cœur a besoin de gouttes fortifiantes.* On voit journellement, en Irlande, à la porte des riches, de sales mendians qui tendent leur bouteille, en demandant une goutte de vin pour un pauvre homme que la maladie retient au lit. Je puis assurer que le vin et l'eau-de-vie ne sont pas

(1) Leipzick, 1837, n° 206.

moins en honneur dans le pays où je vis. Quand le père, la mère ou les domestiques donnent un verre d'eau-de-vie à des enfans qui sont peut-être à peine en état de marcher, et que ces petits êtres l'avalent à force d'exhortations, on se met à rire comme si l'on avait fait un trait de génie. Il ne semble pas moins plaisant de voir les pauvres enfans ivres, chancèler sur leurs jambes et chanter les couplets grivois que de grandes personnes leur ont appris. L'eau-de-vie est le bien suprême des vieillards: aussi, ne veulent-ils point en priver leurs enfans. J'ai vu naguère, dans une assez bonne hôtellerie de village, un paysan donner du vin, dans son verre, à une petite fille âgée de deux ans; comme l'enfant but très peu, et fit la grimace, il se mit à rire de bon cœur, et dit: Bon, tu as cru que c'était de l'eau-de-vie, cette fois je t'ai attrapée ! Dans les jours de maladie; le vin ou l'eau-de-vie est presque toujours le premier moyen auquel on ait recours; vient ensuite le barbier, puis le médecin, qui doit alors faire des miracles. Il faut que les femmes en couches suent jusqu'à ce que l'eau traverse le lit; mais, pour qu'elles ne s'en trouvent pas trop affaiblies, on leur administre un petit bariquet de vin ou d'eau-de-vie : aussi, les femmes sont-elles vieilles dès qu'elles ont eu un enfant, et elles sont surtout attaquées de la miliaire chronique, qui fréquemment détruit leur santé pour le reste de la vie. Dans les coliques, c'est toujours l'eau-de-vie poivrée qu'on emploie avant tout. On traite de même la rétention d'urine. On se réchauffe, quand on a froid, avec une bouteille de vin, etc.

6° La pauvreté, une position telle qu'il faille se passer, non pas seulement de tous les agrémens de la vie, mais souvent encore, même en travaillant beaucoup, des choses les plus nécessaires, n'est pas la moins fréquente des causes de l'ivrognerie. Pour apaiser sa faim et se rendre propre à travailler, pour réchauffer son maigre corps couvert de haillons, pour se mettre à même d'oublier pendant une heure sa misère, le pauvre à recours à l'eau-de-vie. Ce poison attrayant ne tarde pas à passer en habitude chez lui ; il met tout son bonheur à s'en procurer, et ne s'inquiète plus du sort de sa famille; il se dégoûte d'abord du travail, puis il finit par ne plus pouvoir s'y livrer, et de cette manière, quand une mort précoce ne l'enlève point, il marche à grands pas vers le plus triste de tous les sorts, étant devenu un membre inutile de la société, une créature corrompue, au physique comme au moral, un être purement négatif, qui retombe à la charge de ses concitoyens et de l'état. Telle est malheureusement l'histoire d'une foule d'hommes, qui peut-être étaient jadis des braves pères de famille. *Date siceram mœrentibus, et vinum his qui amaro sunt animo : bibant, et oblivis-cantur egestatis suæ, et doloris sui non recordentur amplius* (1).

Une autre série de causes d'ivrognerie, plus ou moins indépendantes des circonstances extérieures, comprend celles qui prennent leur source dans le moral.

(1) *Proverb.* c. 31, §. 6 et 7.

1° Avant tout on doit placer ici l'oisiveté, le manque d'occupation. Il paraît que c'est le principal motif qui fait que tant de militaires se livrent à la boisson, autant toutefois qu'on ne fait point entrer les fatigues de la guerre en ligne de compte.

2° Il faut rapprocher de cette cause le goût de la dissipation et la légèreté de caractère.

3° Les passions, tant excitantes que déprimantes, mènent souvent à l'ivrognerie. Telles sont, d'un côté, la colère surtout, et de l'autre le dépit causé par des injustices qu'on a éprouvées, les chagrins domestiques, etc. Plus d'une méchante femme a transformé un homme d'honneur en ivrogne. Matz Barthel raisonne ainsi, dans l'ivrogne de Kotzebue: « Les gens du village disent que j'aime trop à boire. Mais où aller quand le diable est chez moi ? Il n'y a que deux moyens d'oublier une méchante femme, se pendre ou se griser. Or personne ne me blâmera d'aimer mieux m'enivrer que de me pendre »

4° Les travaux de tête excessifs, notamment la poésie et les beaux-arts, qui ouvrent un si vaste champ à l'imagination, peuvent être regardés comme une des causes qui portent à faire abus des liqueurs spiritueuses. Les poètes, les chanteurs, les musiciens, les acteurs rendent fort souvent à Bacchus un culte digne de lui:

Dulce periculum est
O Lenœe, sequi Deum
Cingentem viridi tempora pampino.

Tiedemann, dans le troisième volume de sa Physiologie, établit un parallèle intéressant entre les effets du vin et ceux du café; sa conclusion est que le vin stimule le caractère, le café l'imagination, et que, pour cette raison, le second est cher aux mathématiciens, aux astronomes, aux philosophes, aux historiens, aux naturalistes, aux diplomates, aux marchands; l'autre, préféré par les poètes, les musiciens, les peintres et les guerriers.

Enfin, la boisson, considérée sous le point de vue de sa cause, paraît être un besoin moral. Un organisme affaibli et usé ne peut se passer d'être aiguillonné pour accomplir ses fonctions d'une manière convenable et avec assez de vivacité. Les liqueurs spiritueuses remplissent très bien cet office, du moins dans les commencemens, et quant à ce qui concerne le sentiment individuel. Mais il faut que la stimulation aille en croissant pour produire toujours le même effet, et l'homme finit par ne plus pouvoir vivre sans être ivre à demi ou même complètement. L'eau-de-vie seule lui permet de travailler, et le met en haleine. Enfin, cependant, la mesure est comble; rien ne peut plus stimuler l'organisme épuisé, et la mort survient au milieu des symptômes d'une dissolution totale. C'est ainsi que plus d'un homme arrive à boire de l'eau-de-vie, parce qu'il a trop usé de liqueurs, au moyen desquelles il croyait relever son *mauvais estomac*. L'allègement momentané qu'on éprouve engage à répéter l'usage, et quoique la maladie devienne plus sérieuse de jour en jour, le malheureux n'attribue pas cette aggravation au prétendu remède avec lequel il s'empoisonne, mais à toutes sortes d'autres circonstances. Il se tranquillise d'autant plus qu'il ne boit jamais jusqu'à s'enivrer, et que par conséquent il ne mérite pas la qualification d'ivrogne. Ivrogne ou non, il a pris l'eau-de-vie en affection, et cette redoutable liqueur ne lâche plus celui qui s'est fait son ami, son adorateur et enfin son esclave. Nulle part il n'est plus vrai qu'ici qu'un premier pas mène à un second, celui-ci à un troisième, jusqu'à ce que la ruine soit accomplie.

Parmi les maladies qui conduisent à faire excès des boissons spiritueuses, on doit mettre en première ligne l'abus des plaisirs de la société : quand un homme a reçu de la nature un tempérament ardent, plus ou moins bilieux, il lui suffit de causes plus légères qu'à tout autre pour se livrer à la boisson.

La passion de boire, elle-même, devient une cause d'ivrognerie, puisqu'une fois habitué aux boissons spiritueuses, l'organisme ne peut plus s'en passer. Clarus nomme *ébriosité* l'état des hommes qui n'ont plus, dans les circonstances ordinaires, le pouvoir de s'abstenir, sans cependant être atteints encore d'une véritable maladie, comme dans le cas de l'ivrognerie proprement dite.

L'ivrognerie, propension maladive à s'enivrer, à laquelle l'homme ne peut résister en aucune circonstance, est comparable à la faim canine. Il ne s'agit donc plus ici d'une simple habitude, ou d'un vice acquis, mais d'une maladie réelle, à laquelle s'applique fort bien le nom de *polydipsie ébrieuse*, ou celui de *dipsomanie*, que lui a imposé Hufeland. Le premier qui ait appelé l'attention sur cette maladie spéciale est un médecin établi en Russie, le docteur Bruhl-Cramer (1). Si les renseignemens qu'il nous donne sur les phénomènes par lesquels elle se caractérise sont de nature à exciter la surprise, rappelons-nous qu'elle vient de Russie, où il ne manque pas d'occasions d'observer des buveurs, et surtout des buveurs d'eau-de-vie.

L'*ivrognerie continue* consiste en un desir perpétuel de boire des liqueurs fortes, desir contre lequel la raison ne peut plus rien, et qui prend sa source dans un besoin moral. Les hommes qui en sont atteints prennent journellement, pendant des mois et des années, une quantité de boisson spiritueuse suffisante pour s'enivrer. Ils ne sauraient vivre sans avoir satisfait ce besoin. L'ébriosité dégénère fréquemment en ivrognerie.

Outre l'ivrognerie continue, Bruhl-Cramer en admet encore une *rémittente*, celle dans laque le les sujets prennent des quantités diverses d'eau-de-vie en des temps différens.

2° L'*ivrognerie intermittente* est également partagée, par cet auteur, en intermittente proprement dite et en périodique.

L'*intermittente proprement dite* se manifeste par des paroxysmes qui reviennent à des époques bien déterminées. La durée des cas observés par Bruhl-Cramer était constamment de trois jours. Il a traité

(1) *Ueber die Trunksucht und eine rationelle Heilmethode derselben*. Berlin, 1819.

deux ivrognes, qui, chaque semaine, s'enivraient pendant trois jours, le dimanche, le lundi, et le mardi, et s'abstenaient de boissons spiritueuses les autres jours. On sait que, chez nous aussi, le dimanche et le lundi sont les jours de la semaine durant lesquels ceux même qui ne sont point atteints d'ivrognerie mettent le moins de retenue dans l'usage des liqueurs fortes. Parfois même le mardi s'y joint encore. L'ivresse du dimanche prédispose à une nouvelle ivresse le lundi, et celle-ci à une troisième le mardi. Enfin la crise morale s'opère, ou l'argent vient à manquer, et l'homme est obligé, bon gré, mal gré, de se remettre au travail s'il veut se soutenir, ou bien il lui reste pendant quelque temps un dégoût réel des boissons spiritueuses. Le dimanche suivant, il s'enivre de nouveau, et ainsi de suite. Bruhl-Cramer a connu une femme qui s'enivrait le 15, le 16 et le 17 de chaque mois, et un homme qui en faisait autant à chaque nouvelle lune ; chez ce dernier, l'accès durait ordinairement sept jours, et quelquefois neuf.

Par *ivrognerie périodique*, le médecin russe entend celle qui affecte également la forme de paroxysmes, mais dans laquelle ceux-ci reviennent à de plus longs intervalles. Il a connu un homme qui, depuis cinq ans, était pris de la maladie en automne, et qui, pendant le reste de l'année, ne buvait ordinairement point de liqueurs fortes, ou n'en prenait tout au plus que dans des circonstances particulières. Ce qu'il y a de remarquable, c'est que les paroxysmes ne se terminaient qu'à des jours fixes, le plus souvent aux troisième, septième, quatorzième ou vingt-et-unième. Des doutes se sont élevés de toutes parts contre l'existence de l'ivrognerie périodique : cependant ils ont été complètement écartés, comme Henke le démontre fort bien (1), et surtout par l'excellent ouvrage d'Erdmann (2). Erdmann, pendant un long séjour en Russie, non-seulement a vu très souvent les effets ordinaires que l'abus de l'eau-de-vie produit sur l'organisme, jusqu'au *delirium tremens*, mais encore a observé cette ivrognerie périodique, qui finit par devenir une véritable maladie mentale, dans laquelle l'homme perd son libre arbitre et n'est pas plus en état de résister à son penchant que ne l'est une femme atteinte de fureur utérine. Mais Henke prouve que cet état morbide existe aussi dans le reste de l'Europe, spécialement en Allemagne, et, à ce sujet, il rapporte un cas décrit dans le recueil périodique du droit criminel en Prusse, par Hitzig (3). Un autre fait non moins remarquable d'ivrognerie périodique a été consigné, par le docteur Lenz, de Landeck, dans le Magasin de Rust (4). Clarus cite le suivant (5): « Un savant célibataire, qui avait toujours aimé beaucoup le vin, éprouva, de cinquante à soixante

(1) Dans sa *Zeitschrift*, cah. complément. p. 181.-234.

(2) *Beitræge zur Kenntniss des Innern von Russland.* Riga et Dorpat, 1823.

(3) T. II. p. 60.

(4) T. 29. Cah. I. p. 125.

(5) *Beitræge zur Erkenntniss und Beurtheilung zweifelhafter Seelenzustaende*, p. 129.

ans, tous les deux à trois mois, des accès réguliers de dipsomanie périodique, qui s'annonçaient par la sécheresse de la peau et de la langue, la constipation, un pouls plus rare et plus lent, une irritabilité insolite, l'anxiété, l'agitation, l'insomnie, et un accablement général. Au bout de quelques jours, les veines se gonflaient, le pouls prenait plus de vitesse, la peau s'échauffait, l'urine devenait rare, et un penchant irrésistible à boire du vin avec excès se manifestait. Le malade se renfermait dans sa chambre, où personne n'entrait qu'une vieille gouvernante; il se mettait au lit, faisait placer près de lui quelques douzaines de bouteilles de fort vin rouge, et buvait jour et nuit, jusqu'à ce qu'il eût tout vidé. Au bout de trois ou quatre jours, l'accès se terminait par des vomissemens répétés à plusieurs reprises. Dans les intervalles, quand cet homme n'était point ivre, ce qui lui arrivait rarement, il remplissait assez régulièrement ses occupations, et n'avait rien ni de l'air ni des manières d'un buveur. Il conserva l'usage de sa raison jusqu'à sa mort, qui eut lieu à l'âge de soixante-deux ans, par l'effet d'une fièvre nerveuse. »

Le fait suivant, rapporté par le docteur Fuchs, de Brotterode, est plus intéressant encore (1). « Un célibataire mena, jusqu'à trente-quatre ans, une vie régulière, laborieuse et économe; il se nourrissait du travail de ses mains, étant journalier et bûcheron. Son père, buveur dissolu, s'était plongé, lui et sa

(1) Henke, *Zeitschrift*, 1837. 3ᵉ cahier, p. 57.

famille, dans la plus profonde misère, et il avait fini par se pendre. Deux de ses fils marchèrent sur ses traces, mais sans aller aussi loin que lui. Une fille unique et le fils dont il s'agit ici demeurèrent rangés. A dater de sa trente-quatrième année, ce dernier s'adonna d'une manière si violente et tellement particulière à la boisson, qu'il attira sur lui l'attention générale, et donna lieu de penser qu'il avait été ensorcelé. Le goût de boire lui venait régulièrement toutes les trois ou quatre semaines, pendant huit jours. Il dura ainsi sept années, et la mort seule y mit fin. Quand l'accès arrivait, cet homme, jusque-là si laborieux et si économe, quittait le travail et buvait jusqu'à ce qu'il eût dépensé tout son avoir, n'ayant la tête à lui ni jour ni nuit, et ne ressemblant en rien à un être raisonnable. Prières, représentations, menaces, mauvais traitemens même de la part de ses proches, ne produisaient pas plus d'effet que la soustraction absolue de l'argent et de la boisson. N'avait-il rien dans sa bourse, lui, d'ordinaire bien vêtu, allait en haillons, sale et demi-nu, mendiant d'un air hébété, qui décelait le bouleversement de ses facultés morales. Oubliant ses habitudes de propreté, pendant les accès de dipsomanie, il buvait l'eau-de-vie dans les vases les plus dégoûtans, sans s'inquiéter de ce qui pouvait y être mêlé. » Fuchs décrit de la manière suivante l'approche de l'accès. Après avoir assidûment travaillé et mené une vie fort régulière pendant trois semaines, cet homme revient un soir de la forêt, ne se plaignant de rien; il se couche comme de coutume, mais ne peut s'endormir, à cause d'une grande anxiété et d'une douleur particulière dans la tête. A onze heures du soir, il saute à bas de son lit, se met à courir partout dans la maison, et la quitte, couvert seulement d'une chemise. Il va frapper avec violence à la porte de plusieurs cabarets, jusqu'à ce qu'on ait satisfait à son desir: l'eau-de-vie, qu'il boit avec excès, lui fait perdre l'usage de ses membres. Vers le matin, on le ramène chez lui, on l'enferme dans une chambre, et on le garrotte. Il passe ainsi quelque temps sans connaissance, les yeux à demi fermés, puis il se dresse sur son séant, en jetant des regards sombres et farouches autour de lui. Les veines de sa face sont gonflées, surtout celles du front; la sueur lui ruisselle sur le corps, et sesc beveux pendent en désordre, rabattus en partie sur son visage; le pouls est vite et plein; il n'y a qu'une partie de son corps qui soit couverte par la chemise. D'abord l'homme s'épuise en menaces contre ceux qui l'ont attaché, et cherche à se débarrasser de ses liens, ce que l'épuisement de ses forces ne lui permet pas d'accomplir; bientôt il en vient aux prières, prononce à chaque instant le nom de sa sœur, qu'il défigure de diverses manières, et demande de l'eau-de-vie à voix d'abord haute, puis de plus en plus faible. Il écarte les alimens qu'on lui présente; la bière et toutes les autres boissons, le café excepté, sont refusées; il ne veut que de l'eau-de-vie, qui seule peut le délivrer de l'anxiété qu'il éprouve. Pour le calmer jusqu'à un certain point, on lui donne un mélange d'un quart de chopine d'eau-de-vie avec quelques pintes d'eau; il avale ce liquide avec une grande avidité, parce qu'il a le goût et l'odeur de l'eau-de-vie. Dès que le vase est vide, il en redemande un autre, et continue ainsi de boire jour et nuit, pendant huit jours, sans dormir un seul instant. Deux ou trois fois par jour on lui donne le mélange qui vient d'être indiqué. Il ne mange que très peu, et presque jamais de bon gré. De jour en jour il s'affaiblit, de sorte qu'il ne peut plus prononcer le nom de sa sœur et lui demander de l'eau-de-vie qu'à voix basse. Enfin, il s'endort épuisé; au réveil, il ne reprend pas ses sens, éprouve beaucoup de faiblesse, et tremble violemment, mais il a de l'appétit, mange et boit de l'eau pure; l'eau-de-vie lui inspire de l'horreur, et il n'en prend plus jusqu'au prochain accès. Bientôt il se ranime et retourne au travail, sans conserver aucun souvenir du passé. Quand on lui donnait, pendant l'accès, autant d'eau-de-vie qu'il en desirait, il la buvait avidement jusqu'à ce qu'il perdît connaissance, et dès qu'il revenait un peu à lui, il en demandait encore. Ce n'était pas le sommeil qui survenait après l'usage immodéré de cette liqueur, mais une sorte de stupéfaction, qui ne se dissipait que pour reparaître bientôt. Rien n'était capable d'empêcher le retour des périodes de la dipsomanie. Elles s'établissaient et suivaient leur cours, qu'on donnât pleine ou seulement partielle satisfaction au besoin de boire, ou même qu'on ne le satisfît pas du tout. Dans ce dernier cas, le malheureux soupirait sans cesse après sa boisson favorite, et passait les nuits sans sommeil. Pendant les premières années de sa dipsomanie, la constitution robuste de cet homme ne reçut aucune atteinte, mais ensuite elle alla toujours en déclinant, ce qui était peu sensible dans les intervalles lucides, mais devenait très marqués durant les périodes de la maladie; un tremblement régulier s'établissait alors, surtout vers la fin. Peu-à-peu les périodes elles-mêmes de dipsomanie se raccourcirent, en raison de la faiblesse, et le sommeil venait dès le sixième, le cinquième ou le quatrième jour. Les facultés morales baissèrent aussi, quoique avec plus de lenteur, l'entendement devint obtus, et il se manifesta enfin un état très rapproché de la démence. La mort eut lieu dans une de ces périodes. La faiblesse obligeait le malade de rester couché tranquillement sur un banc, et ne lui permettait de demander de l'eau-de-vie qu'à voix très basse; mais, quand on refusait de lui en donner, il s'apaisait aisément. Le second jour, vers quatre heures du soir, sa sœur était encore auprès de lui : elle quitta la chambre pour quelques besoins du ménage, et à son retour elle le trouva si tranquille qu'elle s'imagina le voir endormi; mais la longue durée du sommeil et le refroidissement du corps la tirèrent d'erreur.

Toutes les circonstances se réunissent pour démontrer qu'ici la dipsomanie n'était point un vice, mais une maladie, et que le besoin de boire tenait à cette dernière.

Il ne manque pas d'exemples de journaliers, de manouvriers, ou même d'hommes livrés à des travaux d'esprit, qui montrent beaucoup d'assiduité pendant des jours, des semaines ou des mois, sans penser à boire des liqueurs spiritueuses jusqu'au point de s'enivrer. Tout-à-coup, ils fuient le travail, et passent des jours entiers, même des semaines, au cabaret, sans que, durant ce laps de temps, on les voie une seule fois à jeun; puis ils retournent à leurs occupations, et ne pensent plus à boire jusqu'à ce que le malheureux accès revienne. Je pourrais en citer plusieurs cas d'après ma propre expérience; seulement il ne serait pas en mon pouvoir de dire si les périodes et leurs crises affectent autant de régularité que le dit Bruhl-Cramer; j'en doute néanmoins, car un tel phénomène aurait difficilement échappé à mon observation et à celle des autres médecins. Macnish, dit qu'il y a des personnes dont le tempérament est tel, qu'elles s'abandonnent aux excès par périodes, dans l'intervalle desquelles elles vivent d'une manière régulière. Il ajoute que ce cas n'est pas très commun, mais qu'il pourrait en citer plus d'un exemple, et qu'ordinairement la manie, car on ne peut pas lui donner d'autre nom, revenait trois ou quatre fois par an.

3° L'*ivrognerie mixte* est celle dans le cours de laquelle on ne remarque pas d'ordre déterminé. Bruhl-Cramer dit à cet égard : « Je suis porté à la regarder comme une maladie non encore développée; car elle avait lieu chez plusieurs sujets atteints de dipsomanie continue et périodique, et la forme bien caractérisée se prononce parfois après que la dipsomanie mixte à dominé pendant quelque temps, avec des modifications diverses. »

La dipsomanie a, comme toute autre maladie, ses symptômes caractéristiques propres.

Ceux de la *dipsomanie continue* sont les suivans. Le matin, de bonne heure, après avoir passé une mauvaise nuit, le sujet s'éveille morose et chagrin, tremblant de corps et d'âme, avec du dégoût et des nausées. Son premier sentiment est le desir de l'eau-de-vie : il en boit une gorgée, puis une autre, et ainsi de suite. A chaque gorgée, il se trouve mieux, les forces lui reviennent, le tremblement cesse. Quelques heures peut-être se passent sans qu'il ait envie de boire ; puis le goût de l'eau-de-vie se ranime ; il en boit encore, et continue de même pendant toute la journée, jusqu'à ce qu'il soit ivre. Il se couche, dort mal encore une fois, et le lendemain matin s'éveille avec le même malaise que la veille : il a recours de nouveau à la bouteille, et consume ainsi la journée, etc.

Quant à la *dipsomanie intermittente,* voici la marche qu'elle suit :

1° *Période des prodromes.* — D'abord les yeux brillent d'un éclat qui rend le regard farouche ; il survient, dans les muscles oculaires, des spasmes cloniques, qui occasionnent le clignement des paupières, et font rouler l'œil dans l'orbite ; l'appétit commence à disparaître, le sommeil est agité, la tête s'alourdit, le sang s'y porte avec force, la face devient turgescente et plus rouge, mais la rougeur n'a pas la vivacité qu'on remarque chez les personnes en santé : elle est plus purpurine, et ressemble à celle qu'on observe dans les fièvres putrides et les maladies accompagnées d'une dépravation de la masse du sang. En secouant la tête, le malade éprouve d'abord de la douleur au synciput, puis des vertiges, des tintemens d'oreilles, etc. La langue tremble, et ses mouvemens sont incertains : les sens de l'ouïe et de la vue sont sujets à des hallucinations. Le malade a de la constipation, des borborygmes, des douleurs dans le bas-ventre et de la fièvre. Il est craintif, agité, de mauvaise humeur et porté à la colère. Cette irascibilité dégénère souvent en fureur, et un homme est alors capable de commettre les plus horribles actions. Il est très remarquable, sous le rapport pathologique, qu'assez souvent il apparaît des pétéchies sur diverses parties du corps, des hémorrhagies par le nez, les gencives, la gorge et l'anus ; le premier sang qui coule ainsi est livide et ne ne se coagule pas bien. Cette période dure depuis quelques heures jusqu'à plusieurs jours. Elle est parfois si courte, qu'à peine la remarque-t-on.

2° *Commencement de la maladie.* — Le désir des boissons spiritueuses commence à se montrer, et rarement se manifeste-t-il d'une manière subite ; l'homme boit d'abord en secret, puis il demande ouvertement de l'eau-de-vie, ensuite il en exige impérieusement, emploie tous les moyens imaginables pour s'en procurer, et tombe assez souvent dans un accès de manie lorsque son penchant n'est point satisfait. Mais ce n'est pas toujours de l'eau-de-vie qu'il veut, c'est parfois aussi de la bière ou quelque autre boisson spiritueuse (ceci tient sans doute à la condition du malade, qui lui a fait contracter antérieurement l'habitude de la bière, du vin, de l'eau-de-vie, etc.). A peine a-t-il avalé la première dose de sa boisson, qu'il se sent soulagé, devient tranquille et revient à la raison. Mais les accès reparaissent, et alors il a recours au gobelet avec plus de promptitude que la première fois.

3° *Accroissement de la maladie.* — L'action de boire continue, et le malade paraît éprouver les plus grands tourmens lorsqu'on lui refuse la boisson pendant quelques instans seulement. Bruhl-Cramer en a vu un, qui était obligé d'avaler toutes les cinq minutes un petit verre d'eau-de-vie, quoique cette liqueur, même lorsque, dans les derniers temps, il y avait mêlé moitié d'eau, lui occasionât une ardeur si violente à l'estomac, qu'il était forcé de prendre aussitôt après un grand verre d'eau pure, auquel succédait de suite le vomissement. Cet homme mourut au vingt-et-unième jour. (Je signale ici la soif continuelle qu'éprouvent tous les buveurs, et qui ne les pousse pas, comme on devrait le penser, à boire de l'eau fraîche, mais les ramène toujours aux liqueurs spiritueuses. C'est seulement lorsque l'organisme est ruiné et la mort imminente, que les malheureux demandent de l'eau; mais le moment est passé, et l'eau ne les désaltère pas non plus. J'ai vu moi-même quelquefois la soif des liqueurs fortes persister jusqu'au dernier souffle de la vie. Un buveur, étendu sur le lit de mort, se plaignait d'un violent point de côté, qu'il ne pouvait soulager qu'avec de l'eau-de-vie, dont sans cesse il demandait avec instance. On lui en présenta une bouteille; il avala une forte gorgée, retomba sur l'oreiller et mourut. J'ai souvent entendu des buveurs malades se plaindre d'éprouver une soif ardente qui leur ferait boire la mer; l'un d'eux, en éprouvait d'effroyables tourmens.)

4° *Période de crise.* — A l'un des jours critiques qui ont été marqués plus haut, l'agitation du malade devient de plus en plus forte. Enfin, il se déclare un violent vomissement, qui amène au dehors, non pas toujours de la bile altérée, etc., mais parfois seulement un liquide aqueux. Souvent le malade, après avoir vomi, ressent encore un lèger desir de boire de l'eau-de-vie; mais il ne tarde pas à éprouver une répugnance si prononcée pour toutes les liqueurs spiritueuses, qu'il lui suffit d'y penser pour rappeler les sensations les plus désagréables. Il y a des cas où, pendant la crise, le sujet éprouve des affections vives du bas ventre, des douleurs, des spasmes, des borborygmes, etc.

5° *Convalescence.* — Elle est accompagnée d'un état particulier d'irritation de l'organisme entier: il y a défaut de sommeil; des images terribles et désagréables assiègent continuellement le malade; et ceux qui ont déjà éprouvé quelque maladie grave assurent que cet état leur cause plus de tourmens que n'a jamais pu faire aucune affection morbide quelconque. La durée varie depuis un jour jusqu'à plusieurs.

6° Alors même que cet état s'est dissipé, le système nerveux demeure frappé d'une mobilité anormale; grande tendance à s'effrayer, susceptibilité extrême, propension à se fâcher, peine à supporter la moindre fatigue, tremblement, hallucinations des sens, dérangement des fonctions de la peau, pâleur terreuse des tégumens, teinte purpurine de la face. « La dissolution du sang paraît être un des phénomènes les plus constans chez les dipsomanes; car on ne peut guère la méconnaître dans la dipsomanie périodique, pendant les intervalles lucides, alors même que tous les autres phénomènes sont peu saillans, et elle semble ne faire que devenir plus considérable pendant les prodromes des paroxysmes. » (1)

La dipsomanie est donc une maladie du système nerveux, comme la boulimie, la nymphomanie, etc. Mais cette maladie a des racines plus profondes, et se rattache sans doute à une dissolution du sang.

§ III. *Maladies des ivrognes et genres de mort auxquels ils succombent, considérés dans leurs rapports avec la médecine légale.*

Vinum multum potatum, irritationem, et iram et ruinas multas facit. SIRACH.

Ce n'est point ici le lieu de développer toutes les considérations pathologiques qui se rattachent aux maladies et aux genres de mort des personnes ivres et des gens adonnés à la boisson, soit en général, soit en particulier. Je me bornerai aux seules spécialités qui peuvent avoir quelque rapport avec la médecine légale.

(1) Bruhl-Cramer, *loc. cit.* p. 24.

1° *Ivresse : Empoisonnement aigu par l'eau-de-vie.*

L'ivresse, comme nous l'avons vu, est un état de narcotisme qui ne s'exprime pas moins au physique qu'au moral. De prime abord, les systèmes sanguin et nerveux sont excités; mais bientôt l'irritation du système sanguin, qu'accompagne une congestion incessamment croissante vers le cerveau, opprime de plus en plus l'activité nerveuse, jusqu'à ce que celle-ci finisse par succomber presque entièrement. On dit alors que le sujet est ivre-mort; il se trouve dans un état de léthargie et de paralysie, qui précède immédiatement la fureur. Mais, au plus haut degré de l'ivresse, l'activité du système sanguin n'est pas moins déprimée que celle du système nerveux. De plus, il entre en jeu l'irritation immédiate de l'estomac et des organes digestifs en général, qui est d'autant plus considérable que le liquide alcoolique était plus concentré. Fréquemment il survient des nausées, des rapports et des vomissemens, même pendant l'ivresse; dans d'autres circonstances, ces accidens ne se manifestent que pendant l'espèce de crise qui s'établit ensuite.

L'ivresse portée à un haut degré peut tuer instantanément, soit par paralysie, soit par apoplexie. La paralysie soudaine du système nerveux, dans laquelle la face, loin d'offrir une turgescence et une rougeur insolites, est au contraire fort pâle, affaissée et cadavéreuse, s'observe principalement chez ceux qui ont pris une grande quantité de liqueur spiritueuse à-la-fois, et qui ne sont pas accoutumés à cette boisson. Il arrive souvent alors que l'homme tombe mort tout-à-coup, ou qu'il semble l'être, et des vomissemens spontanés ou excités peuvent seuls le sauver dans ce dernier cas. Le docteur Kortum (1) parle d'un garçon de cinq ans, qui avala un jour tant d'eau-de-vie, qu'on fut obligé de l'emporter dans un état de stupeur complète : quand on le mettait sur ses jambes, il tombait, et dès qu'il était à terre, l'eau-de-vie pure lui coulait par la bouche. Au bout de quelque temps, il vomit à plusieurs reprises, mais, sans éprouver de mieux, et la connaissance ne lui revint pas. Vers dix heures du soir, il fut pris d'un grand froid, avec tremblement ; il poussait de légers gémissemens, au milieu de rapports continuels. Enfin, il mourut, dans les convulsions, à quatre heures du matin. L'enquête n'eut lieu que le troisième jour, et l'ouverture du corps ne fut faite que le huitième. L'estomac et le duodénum parurent malades à l'intérieur ; du reste, on ne trouva rien d'anormal. J'ai observé un cas analogue d'empoisonnement, chez une petite fille de six ans, qui toutefois ne succomba pas.

L'apoplexie attaque de préférence, pendant l'ivresse, ceux qui se sont déjà plongés souvent dans cet état, et qui sont prédisposés aux congestions cérébrales. Morgagni croit que, chez les sujets disposés, par l'habitude de l'ivrognerie, aux maladies du cerveau et notamment à l'apoplexie, la non-évacua-

(1) Dans *Wochenschrift*, 1833, no 51.

tion de l'urine pendant l'ivresse contribue beaucoup à accroître la masse et l'expansion du sang, et à faire que ce liquide afflue vers la tête. (1)

Le cas suivant s'est présenté à moi, il y a quelques années. Un homme d'une quarantaine d'années, adonné à la boisson et habitant une commune voisine, entra un soir, étant déjà ivre, dans un cabaret de la ville où j'exerce. Il voulait boire de l'eau-de-vie, mais on ne lui en donna point, parce qu'il manquait d'argent. Quelqu'un offrit de lui en payer une *demi-mesure* (2), à condition qu'il la boirait d'un trait. La proposition fut acceptée sur-le-champ, et l'homme vida le flacon sans reprendre haleine. Bientôt après il sortit tout chancelant et dans un état complet d'ivresse; le hasard le fit entrer dans une grange voisine, où il passa la nuit, probablement dans un état soporeux. On l'en vit sortir le matin, pour se traîner vers une fontaine peu distante, où il but long-temps et avec avidité. Il retourna ensuite dans la grange, où on le trouva mort vers le milieu de la journée. L'ouverture du corps ne fut point faite.

D'après Sussmilch, le nombre des individus morts, à Londres, pendant l'ivresse même, a été de vingt-sept, depuis 1686 jusqu'en 1710; de quatre cent quatre-vingt-dix-neuf, depuis 1711 jusqu'en 1755;

(1) *De sedibus*, lib. v. ep. 60. art. 12. 13. 14.

(2) La mesure (*maass*) de Wurtemberg contient, d'après la loi, 78,125 pouces cubes du pays; elle équivaut par conséquent à 1,83705 litre. On le divise en quatre chopines (*schoppen*).

et de six cent trente-et-un, depuis 1736 jusqu'en 1758, ce qui fait un total de onze cent cinquante-sept personnes pour un laps de soixante-et-treize années, pendant lesquelles le nombre des morts trouvés sur le pavé des rues s'est élevé à deux mille deux cent trente-trois. Sussmilch pense que si l'on écarte, parmi ces derniers, quelques sujets qui ont bien pû être victimes de l'apoplexie en général, tous les autres doivent être mis sur le compte de l'ivresse. Quelle effrayante progression, d'ailleurs, de 1686 à 1758! Suivant Casper, il se présente aussi tous les ans, à Berlin, depuis un certain nombre d'années, des cas de mortalité par l'effet de l'eau-de-vie. On en cite dix-neuf depuis 1813 jusqu'en 1819 inclusivement. Plusieurs de ces malheureux auraient probablement pu être sauvés si l'on était venu à leur secours sur-le-champ, et qu'on les eût traités avec les mêmes soins qu'on prodigue aux noyés et aux asphyxiés. Les gens ivres périssent souvent d'une manière accidentelle : ils se blessent et se tuent eux-mêmes au milieu des actes auxquels la boisson les pousse. L'ivresse rend un furieux plus furieux encore : il va bravant tout, et frappant à tort et à travers, jusqu'à ce qu'il soit meurtri, brisé et blessé. Ou bien, l'homme ivre gèle en pleine campagne pendant l'hiver, et les granges servent tous les ans de tombeau à plus d'un ivrogne. On conçoit que le froid augmente les congestions vers le cerveau, et qu'il contribue puissamment à accroître l'oppression de ce viscère.

Il y a des constitutions que l'usage même peu immodéré d'une boisson spiritueuse, notamment d'un vin capiteux, affecte au point de provoquer un état de fureur ou des convulsions. Le docteur Schneider, d'Offenbourg, rapporte un cas de ce genre (1). Un homme de cinquante ans, appartenant à la classe aisée, but à la campagne, avec un de ses amis, une mesure (*maass*) de vin d'une très bonne qualité; l'un et l'autre revinrent chez eux tout joyeux, sans éprouver le moindre symptôme d'ivresse. Celui dont il est question ici s'acquitta encore le même soir de plusieurs occupations avec une grande ponctualité, et se mit ensuite à souper avec sa famille. Tout-à-coup, il fut pris de violens spasmes toniques et cloniques, et entra dans un épouvantable accès de fureur; à peine trois à quatre personnes pouvaient-elles le dompter. Le paroxysme, qui se répéta plusieurs fois sous la même forme, avant l'arrivée du médecin, durait chaque fois huit à quinze minutes, et il était suivi d'un intervalle de même durée, pendant lequel le malade épuisé recouvrait un peu de connaissance. Le médecin parut au bout de trois quarts d'heure, et ordonna une cuillérée à café d'esprit de Mindererus pur, que Dierbach et autres recommandent contre l'ivresse; il prescrivit, en outre, l'eau froide pour boisson. Au bout d'un quart d'heure, le malade prit une seconde cuillerée, qui fut encore suivie d'une troisième, après quoi les accidens diminuèrent, puis disparurent à la suite du vomisse-

(1) Dans le journal de Hufeland, mars 1837. p. 59.

ment. Le malade s'endormit, et à son réveil il était bien portant. Vers l'âge de seize à dix-sept ans, après avoir bu une bouteille de bon vin du Rhin, il avait déjà eu un accès pareil, mais bien plus violent, puisqu'on avait été obligé d'employer pendant la journée entière, quatre hommes à le contenir. Plus tard il en éprouva un second, dont la durée fut à-peu-près la même. Celui dont je parle ici était le troisième. Depuis lors, il suffit d'une quantité modérée de vin pour amener de semblables paroxysmes, qui furent toujours combattus très promptement par l'esprit de Mindererus. Quoique le sujet ressente des accès de podagre, il est obligé de s'astreindre à un genre de vie très sévère, et ne peut se permettre de boire. Je dois faire remarquer ici qu'on peut boire trop, et ruiner par là sa constitution, sans tomber dans l'ivresse, ni passer aux yeux du monde pour un buveur.

2° *Habitude de boire : Empoisonnement chronique par l'eau-de-vie.*

Il est généralement reconnu que l'habitude de boire devient la source d'un grand nombre de maladies. Une longue série de maux graves, qui minent à-la-fois le corps et l'âme, sont les suites infaillibles de l'habitude de s'enivrer. Nulle autre cause morbifique n'est si répandue, ni si violente dans ses effets, que l'usage des liqueurs fortes. Tous les praticiens sont convaincus de cette vérité, et pourraient la confirmer au besoin. Lippich est arrivé aux tristes resultats suivans, d'après des calculs établis sur ce qui se passe à Laybach. Si l'on additionne le nombre des maladies principales qui assiègent les buveurs, celui des autres affections auxquels ils sont sujets, et un nombre assez médiocre d'autres maladies qui peuvent les atteindre, on trouve qu'il y a, terme moyen, trois ou quatre formes de maladie pour chacun d'eux. D'après cela, un buveur, devrait, dans la règle, tomber gravement malade de deux en deux années; mais comme la durée des affections qui succèdent aux maladies antérieures va presque toujours en croissant, un buveur n'est pour ainsi dire jamais bien portant sur la fin de ses jours, et cela d'autant plus que les maladies qui l'affligent guérissent rarement d'une manière complète, en sorte qu'elles se compliquent les unes avec les autres.

Quant à la prédisposition des buveurs aux maladies en général, on conçoit sur-le-champ :

1° Que l'ivresse ou l'habitude de boire favorise et détermine le développement de certaines maladies, qui reconnaissent cependant une autre cause éloignée;

2° Que des maladies qui, sous le point de vue de la cause, n'ont aucun rapport avec l'usage immodéré des liqueurs spiritueuses, sont diversement modifiées et aggravées par l'habitude de boire. L'homme ivre ne sait pas se garantir des injures du temps, de la chaleur, du froid, de l'humidité, etc., ce qui déjà l'expose à bien des maladies, notamment aux inflammations, aux rhumatismes, à l'apoplexie, etc. Comme je l'ai en partie déjà développé précédemment, l'homme adonné à la boisson ne prend guère plus de soin de sa santé que l'homme ivre, et il s'expose à beaucoup d'influences extérieures qu'il pourrait éviter. Quand il est rassasié de sa liqueur favorite, tout lui devient indifférent. Mais, par cela même qu'il a une constitution affaiblie, il est plus sensible à l'action des puissances morbifiques du dehors, aux influences nuisibles, endémiques, épidémiques et atmosphériques, que ne le sont les personnes saines de corps et d'esprit. Le choléra, par exemple, sévissait de préférence sur les ivrognes, et rien n'était plus rare que de voir guérir un de ceux qu'il frappait. Heyfelder dit à ce sujet (1) : « Ce qui prouve combien les fautes de régime accroissent l'aptitude à contracter le choléra, c'est que les ivrognes et surtout les buveurs d'eau-de-vie tombent victimes de cette maladie, qui attaque plus rarement les personnes sobres. Voilà ce qui explique pourquoi le choléra ne frappa aucun juif à Magdebourg, et en atteignit fort peu, tant à Posen qu'à Hambourg, car on sait que les Israélites se font généralement remarquer par leur sobriété. » Ce qu'il y a de notable, c'est qu'au rapport du même écrivain (2), les excès de liqueurs fortes n'ont point été aussi dangereux sur beaucoup de points de la France que dans le Nord, quoique d'ailleurs les bu-

(1) *Beobachtungen ueber die Cholera asiatica*, Bonn, 1832. t. I. p. 152.
(2) *Ibid.* t. II. p. 170.

veurs y aient, dans un assez grand nombre d'endroits, signalé les premiers coups du choléra. Lorsqu'un buveur résiste à cette maladie, il est fort sujet à tomber dans le typhus cholérique, qui n'est pas moins dangereux, et qui offre alors quelques traits de ressemblance avec le *delirium tremens*. (1)

Quand un homme commence à s'adonner aux liqueurs alcooliques, notamment au vin, et qu'il se trouve encore dans la force de l'âge, il est exposé de préférence à des maladies aiguës, à des inflammations, surtout du poumon, du foie et du cerveau, à des fièvres érysipélateuses, à des fièvres gastriques de nature inflammatoire. Plus tard, il devient sujet principalement à des maladies chroniques et asthéniques, aux fièvres nerveuses, aux phlegmasies chroniques, à la phthisie pulmonaire, à des affections nerveuses lentes, à des lésions organiques, à l'hydropisie, etc. Tous ceux qui se livrent à boire acquièrent plus ou moins une constitution atrabilaire, qui imprime son cachet à leurs maladies. C'est cette même constitution qui fait que les fièvres aiguës sont si enclines à prendre un caractère asthénique, nerveux, à causer rapidement la mort, ou à ne pas bien se juger et à traîner en longueur, tandis que les fièvres chroniques dégénèrent bientôt en maux incurables, en cachexie et en dissolution du sang, ou en maladies nerveuses de la plus triste espèce, comme la manie, l'épilepsie, les paralysies.

(1) *Ibid.* t. 1. p. 103.

Il n'est pas rare que des lésions extérieures soient la cause qui donne lieu à la manifestation d'une maladie chez les personnes livrées à la boisson. C'est l'effet que produisent par exemple une chute, un coup, notamment sur la tête, ou une lésion mécanique quelconque, même fort légère. Ce phénomène a lieu bien plus fréquemment encore lorsque les sujets sont ivres. Une lésion de tête assez légère en elle-même suffit pour amener l'apoplexie ou une hydrencéphalie mortelles en peu de jours, état pendant lequel on remarque souvent l'aphonie et une sorte de paralysie ou de léthargie. Morgagni en cite plusieurs exemples. La chose est fort importante sous le point de vue de la médecine légale. Toutes les fois qu'il s'agit d'une affaire criminelle, le médecin doit prendre des informations exactes pour découvrir si le blessé n'était point un homme adonné à la boisson, ou s'il ne se trouvait pas ivre au moment de l'accident (1).

Lorsqu'une personne qui a l'habitude de boire, vient à être atteinte d'une maladie aiguë ou chronique, qu'on ne peut attribuer directement au vice moral, cette affection détermine souvent la manifestation des maux particuliers que celui-ci traîne à sa suite. L'empoisonnement par l'eau-de-vie, qui avait pour ainsi dire sommeillé jusqu'alors, éclate tout-à-coup. C'est ce qui arrive souvent, par exemple, au *delirium tremens* qu'une maladie d'autre

(1) Comparez surtout Morgagni, *De sedibus*, lib. v, cap. 69. art. 2.

espèce fait éclater. Ce cas a lieu surtout sous l'influence des phlegmasies de la poitrine. J'en ai observé, il y a peu d'années, sur un aubergiste, un exemple qui n'est pas dépourvu d'intérêt à plusieurs égards. Dans une autre occasion, j'ai vu un rhumatisme excessivement douloureux donner lieu au même phénomène. Le docteur Schmidt a rarement rencontré, dans l'hôpital général de Hambourg, un cas de *delirium tremens* qui fût bien pur : cette affection lui a paru être provoquée spécialement par de vives émotions morales, des lésions extérieures et des phlegmasies, surtout de la poitrine. Il rapporte que Channing dit avoir vu le *delirium tremens* associé, six fois sur sept, à une affection de poitrine (1); c'est précisément leur complication avec l'empoisonnement par l'eau-de-vie qui rend les maladies des buveurs si difficiles à traiter; car alors on a toujours affaire à un sang décomposé et à un système nerveux surexcité. La moindre atteinte portée à la composition et à la plasticité du sang altère à tel point ce liquide, qu'il n'y a plus d'évacuation critique capable de le ramener aux conditions normales : on trouve avec peine des excitans assez puissans pour aiguillonner la force nerveuse, et lors même qu'on parvient à l'accroître, pour quelques momens, il reste ensuite un état de surexcitation et d'épuisement.

(1) Voyez sa monographie du *delirium tremens* dans les *Mittheilungen aus dem Gebiete der gesammten Heilkunde, von einer med. chir. Gesellschaft in Hamburg*. t. 1. p. 1-120.

Parmi les effets que l'abus prolongé des boissons spiritueuses produit sur l'organisme, on doit distinguer :

1° L'effet local sur l'estomac et les organes digestifs en général ;

2° L'effet général sur la constitution entière.

Eu égard au premier :

A. L'alcool et les liquides qui en contiennent exercent naturellement, avec d'autant plus de force qu'ils sont plus concentrés, leur action sur la surface interne de l'estomac, et de là sur les organes voisins, qu'ils irritent et finissent par faire tomber dans un état de véritable inflammation.

B. L'usage prolongé des liqueurs spiritueuses agit d'une manière chimique sur les parois de l'estomac, et crispe les tuniques de ce viscère, ce qui devient la source de dégénérescences, qui, du reste, en tant qu'elles sont à proprement parler squirrheuses, doivent en partie déjà leur origine et surtout leur développement à la dyscrasie acquise des humeurs, plutôt qu'à l'action locale de l'alcool.

C. Le liquide alcoolique, non mêlé avec les alimens, en empêche ou du moins en retarde la digestion.

Quant à l'effet sur la constitution entière, qui est plus ou moins indépendant de l'effet local sur l'estomac, il suit de recherches pathologiques faites par moi, mais dont le détail serait déplacé ici, que la première impulsion part du sang, que ce liquide subit, d'une manière primaire, un changement morbide spécial, qu'on peut considérer en général comme un accroissement du caractère veineux, avec tout le cortège des maux qui surgissent, à l'instar d'innombrables branches, sur le tronc de cet arbre vénéneux. C'est à cette source qu'on peut rapporter la mauvaise constitution tout entière que les buveurs ont acquise : c'est d'elle que découlent immédiatement la plupart des maladies auxquelles ces hommes sont exposés, et les plus caractéristiques. Les symptômes et la marche de l'empoisonnement tant aigu que chronique par l'eau-de-vie, fournissent la preuve de cette altération morbide du sang, quoiqu'on ne puisse pas la démontrer d'une manière certaine par l'analyse chimique.

Le système nerveux, et surtout son organe central, le cerveau, est d'abord excité, puis déprimé par le sang. De là découle la série suivante de maladies des buveurs : irritation de l'estomac et du canal intestinal, pyrosis, vomissemens, dysphagie, squirrhe de l'estomac, diarrhée, hépatite, fièvre bilieuse, jaunisse, engorgemens du système de la veine porte, hypocondrie *cum materia*, ou mélancolie dans le sens des anciens, inflammation des poumons, phthisie pulmonaire, asthme, inflammation du cœur et vices organiques de ce muscle et des vaisseaux; ophthalmie, couperose, éruptions cutanées; congestions vers la tête, apoplexie; ramollissement des os; obésité; hydropisie; diabète; ulcères, gangrène, scorbut; combustion spontanée; tremblement, spasme, épilepsie, paralysies; émoussement et hallucinations des sens, maladies mentales; impuissance et stérilité, mauvaise constitution de la progéniture.

Il est intéressant d'étudier ces maladies, chacune en particulier. Je ne traiterai ici que de celles qui ont des rapports directs avec la police médicale et la médecine légale, savoir : l'apoplexie, la combustion spontanée, l'épilepsie et autres affections nerveuses voisines, les maladies des sens, l'impuissance et la stérilité, enfin l'influence que l'habitude de boire contractée par les parens exerce sur les enfans qu'ils procréent. Les maladies mentales ont déjà été examinées dans le chapitre consacré aux caractères moraux des personnes livrées à la boisson.

Apoplexie. — Les hommes adonnés à boire ont toujours la tête entreprise; ils sont plus ou moins sujets au vertige, aux bourdonnemens d'oreilles et à d'autres accidens semblables. Assez souvent, les congestions vers le cerveau conduisent à l'apoplexie. Cette dernière frappe bien plus souvent les buveurs que les gens ivres, ce qu'on serait peu disposé à croire de prime abord. Morgagni en a déjà fait la remarque. Lippich explique le phénomène de la manière suivante : « Le cerveau acquiert plus de consistance dans l'ivresse, et ses membranes deviennent plus tendues; en conséquence, le sang ne s'extravase point aisément. Après l'ivresse, l'encéphale s'amollit, les méninges se relâchent, le sang veineux s'accumule dans les sinus, et le sang artériel, gêné dans sa marche, déchire aisément les vaisseaux, qui, dans beaucoup de cas sont ossifiés en partie. » Cette explication semble un peu trop mécanique. Un sang trop veineux prédispose aux hémorrhagies veineuses en général, et à l'hémorrhagie cérébrale en particulier. La fréquence de cette dernière, chez les buveurs, ne tient pas tant à l'afflux du sang vers le cerveau et à son accumulation dans ce viscère, qui ont lieu également dans l'ivresse, qu'au changement de nature qu'il a subi par l'effet d'une longue habitude de boire.

Mais, indépendamment de l'apoplexie sanguine, on en observe encore une autre chez les buveurs, c'est l'apoplexie séreuse, paralysie du cerveau, dans laquelle les ventricules et la substance ramollie de l'encéphale lui-même offrent des amas de sérosité après la mort. C'est une véritable hydrencéphalie, qui, préparée de longue main, est ordinairement amenée à point par l'ivresse, et détruit ensuite la vie en peu de jours. Lippich ajoute que c'est l'état qui, d'après Hippocrate, fait périr les ivrognes au milieu des convulsions, à moins, ce qui arrive rarement, qu'il ne survienne une réaction générale dans le système sanguin, de la fièvre, auquel cas le malade recouvre la faculté de parler qu'il avoit perdue. (1)

Morgagni rapporte deux cas de mort, avec l'ouverture des corps. Tous deux sont fort instructifs, et prouvent que la paralysie du cerveau qui a lieu ici s'accompagne d'une exsudation de sérosité dans cet organe (2). Lancisi dit : *Continentiores in cibo, potu ac venere a subitaneis mortibus se hucusque vendicasse, incautos vero, luxuriosos vinososque impro-*

(1) *Aphor.* sect. v. c. 5. — Celsus, *De med.* lib. II. c. 7.

(2) *De sedibus*, etc. lib. I. ep. II. art. 34. 35. 36. lib. 5. ep. 63. art. 13.

visis facile mortibus concidisse, experientia docet. Ferrari regarde l'abus du vin, joint à l'habitude de fumer, comme une cause puissante d'apoplexie.

Combustion spontanée. — Si la mort dans les flammes a quelque chose d'affreux, et qui fait frissonner tous les hommes, il est vraiment épouvantable que la flamme sorte de l'intérieur même du corps, comme d'un volcan, et qu'elle le réduise en charbon, même en cendres, sans que rien puisse l'éteindre. Le fait de la combustion spontanée est suffisamment constaté, et nous savons aussi qu'elle a lieu d'une manière presque exclusive chez les buveurs, ceux d'eau-de-vie surtout. D'après Julia Fontenelle, la comparaison de tous les cas connus fournit les résultats suivans :

1° La plupart de ceux qui ont péri de combustion spontanée étaient adonnés à la boisson ;

2° La combustion spontanée était générale dans le plus grand nombre des cas, et elle a rarement été locale. On l'a observée plus souvent chez des femmes que chez des hommes, et ces femmes étaient âgées pour la plupart ;

3° Constamment le tronc et les viscères ont été consumés, tandis que les pieds, les mains et le sommet de la tête ont été presque toujours entièrement épargnés ;

4° Les matières combustibles en contact immédiat avec les corps étaient respectées par la flamme. Il n'est pas non plus prouvé que la présence du feu, dans le voisinage, soit nécessaire pour que la combustion spontanée s'établisse ;

5° L'eau n'éteint pas l'incendie; elle le favorise, au contraire;

6° Les combustions spontanées sont plus communes en hiver qu'en été;

7° Les combustions spontanées partielles ont été suivies de guérison;

8° La combustion spontanée commence tout-à-coup, et, quand elle est devenue générale, elle consume le corps dans l'espace de quelques minutes;

9° Les parties non brûlées sont frappées de gangrène;

10° Les résidus consistent en une cendre grasse et une suie onctueuse; ils répandent au loin une odeur extrêmement désagréable. (1)

Le docteur Jahn, de Meiningen, rapporte plusieurs cas qui lui ont été communiqués par des personnes dignes de confiance, et d'où il résulte que ceux qui avaient bu, en très peu de temps, une quantité considérable d'eau-de-vie, étaient pris à la gorge par une flamme flamboyante, que du jus de fumier versé dans l'arrière-bouche était le meilleur moyen d'éteindre. Il reste indécis de savoir si ces cas doivent être rapportés à la combustion spontanée, ou s'il ne s'agissait pas tout simplement de vapeurs alcooliques montant de l'estomac et ayant accidentellement pris feu à l'approche d'un corps enflammé.

(1) V. Hecker, *Literarische Annalen*. septembre 1828.—Compar. Braun, *Zur Lehre von der Selbstverbrennung*, dans Henke, *Zeitschrift fuer Staatsarzneikunde*, 7e cah. p. 73.-93 — Trotter, *loc. cit.* p. 53-76.

Krunitz raconte qu'au dire de quelques écrivains polonais, des personnes qui avaient bu d'énormes quantités d'eau-de-vie rendaient par la bouche, peu avant leur mort, des flammes bleues, qui duraient encore quelque temps après l'extinction de la vie. Gmelin dit aussi que la réalité de ce phénomène lui a été attestée dans divers lieux, en Russie et en Sibérie. (1)

Tremblement, spasmes, convulsions, épilepsie, paralysie. — Chez toutes les personnes accoutumées à boire, les mouvemens musculaires ont perdu leur énergie et leur assurance, ce qui tient non pas seulement à la manière incomplète dont le sang nourrit les muscles, mais encore à la faiblesse des nerfs surexcités qui se rendent à ces organes. Le buveur, celui d'eau-de-vie surtout, tremble lorsqu'il quitte son lit, comme un vieillard épuisé par l'âge. La liqueur qui est devenue un poison pour lui, et que ses tremblemens lui permettent maintenant à peine de porter à sa bouche, peut seule aiguillonner pour un instant la force nerveuse agissant dans les muscles, de manière à rendre les mouvemens plus sûrs et plus fermes. Les spasmes se voient principalement chez les femmes adonnées à la boisson, parce que leur système nerveux est plus irritable et plus facile à mettre en désordre que celui des hommes. Les convulsions, qui d'abord ont lieu rarement, reviennent avec plus de

(1) Voyez Frank, *System einer vollstaendigen medicinischen Polizei*, t. VIII. p. 244.

fréquence, revêtent un type plus ou moins périodique, et prennent absolument la forme de l'épilepsie. Cette maladie attaque de préférence les ivrognesses au-dessous de trente ans, et, selon la remarque de Lippich, elle est presque toujours incurable. Mais enfin il survient aussi des paralysies de quelques membres, qui ne dépendent pas toujours de l'apoplexie cérébrale. Bruhl-Cramer a souvent observé ces affections paralytiques des extrémités, à des degrés divers d'intensité et d'extension. Souvent ce n'est qu'un engourdissement dans les doigts et les orteils, auquel se joignent parfois de violens spasmes toniques (1). Je connais un vieux buveur qui s'est fréquemment plaint à moi d'engourdissement et d'insensibilité dans quelques-uns des doigts de sa main, sans que, jusqu'à présent, il soit résulté de là d'autres conséquences fâcheuses.

Emoussement et hallucinations des sens. — Des choses qui affectent fortement les sens d'autres hommes ne font aucune impression ou en exercent une toute différente sur ceux des buveurs. Dans beaucoup de cas, les sens sont alternativement émoussés et plus délicats ou pervertis. L'ouïe, la vue et le toucher éprouvent de surprenantes hallucinations : si ces dernières ne portaient pas d'ordinaire sur un seul sens, et si elles n'étaient point susceptibles de rectification par les autres sens, l'aliénation mentale devrait s'ensuivre immédiatement.

(1) Bruhl-Kramer, *loc. cit.* p. 80.

s buveurs entendent des voix élevées, qui leur soufflent dans les oreilles, sans que nul objet du dehors corresponde à ces perceptions; ils aperçoivent des flammes, les objets leur semblent doubles, ou bien en fermant les yeux ils voient passer toutes sortes d'images devant eux, et ils croient que des fourmis ou d'autres petits insectes leur courent sur la peau. Ordinairement aussi les saveurs et les odeurs ne leur semblent pas les mêmes qu'aux personnes bien portantes. Ils ont parfois complètement perdu l'odorat. Sous ce rapport, on rencontre certains cas fort singuliers. J'ai connu un sexagénaire qui souffrait de la goutte: il mangeait bien, et aimait le bon vin, sans précisément être un buveur; toutes les fois que sa santé venait à se déranger, dès qu'il fermait les paupières, il voyait des figures humaines de diverses formes passer devant lui sur les couvertures de son lit; il lui était impossible d'écarter ces visions, quoiqu'il s'aperçût bien qu'elles étaient le produit de son imagination, et qu'il fût le premier à en rire.

Impuissance, stérilité, influence sur la progéniture. — De même que l'ivresse diminue considérablement l'aptitude à procréer, sous le rapport de sa durée, et peut la suspendre tout-à-fait, de même aussi l'habitude de boire avec excès affaiblit et détruit cette faculté considérée en général. L'effet a lieu presque au même degré chez les deux sexes. D'après vingt observations recueillies par Lippich, le produit du mariage d'un buveur est de 1, 3 enfant. Cet écrivain a calculé que l'ivrognerie étouffe en germe les deux tiers des individus qui auraient dû être procréés. Comment pourrait-il en être autrement ? Le sang et le système nerveux des buveurs ne sont point dans une disposition telle qu'il y ait un superflu de force applicable à la procréation de nouveaux individus.

Chez l'homme, les testicules sont quelquefois frappés d'une véritable atrophie. Ces organes se réduisent au volume d'un haricot ou d'un pois, et remontent jusqu'à l'anneau inguinal; le scrotum et la verge sont flasques, et il y a non-seulement impuissance, mais même absence de desirs. En même temps, le sujet devient simple comme un enfant, et sans caractère. Les principales causes de cet état sont sans contredit l'abus des plaisirs de l'amour, l'onanisme et la gonorrhée; mais l'eau-de-vie y contribue pour sa part. La maladie, dont il s'agit, était très commune parmi les troupes françaises en Egypte, et M. Larrey en accuse l'abus de l'eau-de-vie de dattes, conjointement avec les excès vénériens. Schœnlein fait remarquer que cette boisson pourrait bien être la cause principale de la maladie dans l'Asie occidentale.

Mais ce qu'il y a de plus fâcheux, c'est que les enfans procréés pendant l'ivresse portent presque toujours un triste germe de maladie, et qu'ils deviennent la proie d'affections qui les font périr prématurément ou ne leur laissent qu'une existence languissante. D'après les tables de mortalité de Londres, la moitié des enfans qui naissent en cette ville meurent avant d'avoir atteint l'âge de trois ans, tandis que, parmi les quakers, qu'on sait être remarquables par leur tempérance et leur sobriété, la moitié des enfans parviennent à un âge de quarante-sept ans. Assurément il entre en jeu plusieurs circonstances qui mettent les quakers à portée de bien soigner et de nourrir les enfans; mais on ne peut douter que la sobriété ne contribue pour sa part à cet heureux résultat (1). Les enfans des hommes et des femmes adonnés à la boisson ont toujours une constitution faible, soit délicate et irritable à l'excès, soit lourde et engourdie. Dans le premier cas, ils deviennent assez souvent victimes de convulsions qui les tuent avec rapidité, ou de l'hydrocéphale aiguë, et plus tard de la phthisie pulmonaire; dans le second, l'atrophie s'empare d'eux et ils tombent dans l'imbécillité : dans l'un et l'autre, ils sont exposés à toutes les formes si variées des scrofules et du rachitisme, puis, avec l'âge, à la goutte. Sous ce point de vue, Lippich a recueilli des observations pleines d'intérêt : sur quatre-vingt-dix-sept enfans procréés dans l'ivresse des parens (il n'est pas parlé de gens mariés), quatorze ne présentaient aucune trace de maladies. On remarquait une prédisposition aux maladies inflammatoires de la tête et à l'inflammation du cerveau chez six, et une prédisposition aux phlegmasies de poitrine chez un pareil nombre; dix avaient eu la coqueluche, des catarrhes et le croup; un de la disposition aux maladies inflammatoires du

(1) V. la trad. allem. du traité de Macnish, 1837, p. 57.

bas ventre ; trois, la dysenterie, le choléra-morbus ; quatre, des fièvres intermittentes ; deux des rhumatismes articulaires ; un, la fièvre nerveuse ; trois, la phthisie pulmonaire ; un l'hydrothorax ; un, l'hydrocéphale ; quatre (tous du sexe féminin), la chlorose ; trois, l'atrophie ; trois, un développement vicieux du corps ; un, le rachitisme ; quatre, de la propension à la folie et à l'idiotisme ; deux, la syphilis ; vingt-huit enfin, dont onze du sexe masculin, et les autres du sexe féminin, les scrofules. Le célèbre Darwin, grand ennemi des boissons spiritueuses, mais qui se dédommageait de l'abstinence du vin en prenant de grandes quantités d'alimens tirés du règne animal, est allé jusqu'à prétendre que toutes les maladies produites par l'abus des liqueurs alcooliques étaient héréditaires, transmissibles même jusqu'à la troisième génération, et qu'elles s'aggravaient peu-à-peu, quand la cause persistait, jusqu'à ce que la famille s'éteignît. J'ai observé, sur des enfans de buveurs tantôt l'irritabilité et la mobilité des systèmes sanguin et nerveux, accompagnées d'une disposition aux congestions vers la tête à l'hydrocéphale aiguë, à toutes sortes d'aberrations des facultés intellectuelles, et même à la démence portée jusqu'à la stupidité. Un musicien adonné à la boisson, qui était âgé d'environ cinquante ans, et qui mourut d'une pleurésie, eut, contre la règle, quatorze enfans de sa femme ; quatre, un garçon et trois filles, étaient idiots de naissance ; le garçon, parvenu à quinze ans, fut trouvé gelé en hiver dans la campagne, au milieu de laquelle il s'était égaré ; l'une des filles mourut d'atrophie à huit ans, et une autre périt à treize ans, de la même maladie ; la troisième vit encore, et compte aujourd'hui dix-neuf ans ; sous le rapport des facultés intellectuelles, elle est au-dessous des animaux ; tous les deux ou trois jours, elle a des accès d'épilepsie, du reste, elle jouit d'un bon appétit, ses membres sont distors, comme dans le rachitisme porté au plus haut degré, elle peut à peine remuer la partie supérieure du corps, mais il lui est impossible de se coucher sur le côté ; les extrémités sont fort maigres ; le corps, mais plus encore la tête, offrent un volume proportionnel trop considérable : cette idiote a des dehors repoussans ; elles ne produit pas de sons articulés, crie souvent à tue-tête pendant des heures entières, puis se met à rire d'une manière non moins bruyante, en faisant d'effroyables grimaces : quant aux dix autres enfans, il n'en survit plus que deux, qui sont régulièrement développés eu égard au physique et au moral : les huit autres ont péri pour la plupart avant d'avoir dépassé les premières années de la vie, et l'on dit qu'ils sont morts de consomptio n La mère, qui vit encore, a été atteinte, dans son jeune âge, de rhumatisme et de miliaire, avec des symptômes d'hystérie. Le père, bien portant durant sa jeunesse, ne tarda pas à maigrir après son mariage, et fut pris d'une toux, compliquée de fréquens points de côté, dont l'intensité alla toujours en croissant : il mourut à cinquante ans, dans l'un des accès de cette maladie. Il s'était mis à boire au moment de son mariage;

jamais il ne sortait de chez lui sans être ivre, lorsqu'il pouvait s'en procurer les moyens; mais il passait aussi des jours entiers sans faire usage de liqueurs spiritueuses, faute d'argent pour en acheter. Ne pouvons-nous pas admettre que, dans ce cas, les enfans qui ne moururent point idiots, mais qui périrent presque tous prématurément d'atrophie, avaient été procréés pendant que le père était livré à la boisson, et les idiots tandis qu'il était ivre ? Les idiots et les non-idiots vinrent au monde pêle-mêle, sans former de séries régulières, circonstance qui, semble donner quelque poids à cette conjecture. Or il a été remarqué par beaucoup d'observateurs, et notamment par Mason Cox, que les enfans procréés par des parens adonnés à la boisson sont très fréquemment enclins à la folie et à l'idiotisme, sans que d'autres causes puissent être assignées à ces maladies. Friedrich dit à cet égard, dans son diagnostic général des maladies mentales : « La plupart des enfans engendrés dans l'ivresse deviennent idiots, parce que leur procréation elle-même a eu lieu sans le concours de l'esprit et au milieu d'un état de stupeur animale; car la génération n'est pas uniquement un acte matériel, et l'âme y prend une part fort active.

Bruhl-Cramer, qui a recueilli ses observations en Russie, croit avoir remarqué qu'en général l'ivrognerie habituelle du père influe davantage que celle de la mère sur la constitution des enfans. Il a souvent observé que les enfans d'un père buveur [illegible] également atteints de ce vice, même lorsqu'après la mort de leur père, ils avaient été placés dans un hospice.

Le docteur Droste rapporte (1) l'histoire d'un homme habitué à boire de l'eau-de-vie, qui était atteint du *delirium tremens*, et que l'administration régulière de l'opium rendit à la santé. Tous les renseignemens pris sur la famille s'accordèrent à prouver qu'elle n'offrait aucun exemple d'aliénation mentale; mais son père avait été également adonné à la boisson, et bien plus que lui. Frank (2) croit que l'abus du vin par les femmes, dont le système nerveux jouit d'une si grande irritabilité, est une des principales causes de l'avortement et des plus fâcheux parmi les accidens de la parturition qu'il est si commun d'observer dans les pays vignobles.

Les conséquences de l'habitude de boire, à l'égard des générations futures, sont faciles à mettre en évidence chez les nations considérées en masse. Bruhl-Cramer rapporte que la taille des habitans des gouvernemens de Kasan, Perm, et Wiatki, a diminué depuis le règne d'Iwan Wasilewitsch, sous lequel ces peuples commencèrent à boire de l'eau-de-vie, et que depuis lors leur visage a pris une teinte tirant sur le pourpre. On sait que des peuplades entières d'Indiens ont été anéanties par l'eau-de-vie. Quelle

(1) Dans le journal de Hufeland, février 1837. p. 17.
(2) *Loc. cit.* t. VIII. p. 141.

influence ne doit point exercer aussi chez nous l'abus des boissons spiritueuses, qui paraît aller toujours en croissant à chaque génération ! Par contre, nous trouvons une preuve des effets favorables que produit l'abstinence de ces mêmes liqueurs dans l'exemple, cité par Bruhl-Cramer, des Tartares auxquels leur religion les interdit, et des Grecs, qui se font remarquer par leur force, leur énergie et leur bonne mine.

§ IV. *Thérapeutique de l'ivrognerie.*

L'homme ivre se trouve dans un état de narcotisme, ce qui indique à quel traitement on doit recourir. Du reste, rien n'est plus important ici que l'axiome si connu : *Cessante causâ, cessat effectus.*

Il ne saurait entrer dans mon plan de développer le traitement qu'exigent les maladies générales et spéciales qui surviennent chez les hommes adonnés à la boisson. Je ne puis m'occuper que de ce qui intéresse particulièrement le malade, savoir, le traitement de l'empoisonnement aigu par l'eau-de-vie, ou de l'ivresse, et les moyens à employer pour guérir l'ébriosité et l'ivrognerie.

A. *Traitement de l'empoisonnement aigu par l'eau-de-vie, ou de l'ivresse.*

Lorsque l'ivresse est légère, quelques verres d'eau fraîche et une promenade au grand air, pourvu qu'il ne soit pas trop froid, font grand bien; mais le froid intense favorise les congestions vers les organes internes, notamment le cerveau, et augmentent ainsi la stupeur. L'air frais et l'eau fraîche et aérée, non-seulement purifient la masse de sang qui arrose le système nerveux, mais encore semblent exercer une influence vivifiante immédiate sur les nerfs. La même quantité de vin, mêlée avec de l'eau, enivre bien moins que quand elle est pure. Mais le vin étendu d'eau acidulée enivre davantage que le vin pur, parceque, si l'acide carbonique rafraîchit quand il est peu abondant, il provoque dans le cas contraire une ivresse analogue à celle que produisent les spiritueux. On sait que le gaz acide carbonique, lorsqu'on le respire, et qu'il se mêle immédiatement au sang, exerce une action stupéfiante considérable et presque instantanée. Il ne peut être admis dans les poumons qu'en très petite quantité à-la-fois; ceux qui fréquentent les eaux gazeuses s'enivrent à volonté en se tenant au-dessus de la source. Du reste, je ne prétends point par là que l'action de l'acide carbonique ne diffère pas à certains égards de celle qu'exercent les boissons spiritueuses.

Si l'ivresse va plus loin, le premier remède, et le

plus naturel, est le vomissement. La nature elle-même l'indique d'une manière assez claire. Beaucoup d'hommes vomissent dès qu'ils sont ivres, et il n'en faut pas davantage pour les remettre dans leur sang-froid. On peut favoriser et déterminer le vomissement en irritant le pharynx par des moyens mécaniques, en buvant de l'eau tiède, ou en faisant usage d'émétiques proprement dits. Souvent un vomitif est le seul moyen de sauver un homme que l'ivresse a privé de ses sens et plongé dans état de mort apparent. Trotter cite un exemple qui peut être placé ici. Un autre s'est offert à moi : Une jeune fille de six ans, ayant été atteinte de coliques et de diarrhée après le déjeuner, ses parens lui firent prendre de l'eau-de-vie; elle en but un quart de chopine (*schoppen*) dans l'espace d'une heure; bientôt elle eut des envies de dormir, et tomba dans un état d'asphyxie. Ayant été appelé, je trouvai les yeux à demi ouverts et immobiles, tous les muscles dans le relâchement, le mouvement absolument nul, la peau froide, la face cadavéreuse, le pouls insensible, et la sensibilité abolie, ainsi que la conscience. L'enfant était dans cet état depuis une grande demi-heure. Je lui administrai d'abord un peu de vinaigre étendu, ce qui lui permit d'ouvrir les yeux, mais sans que rien témoignât qu'elle eût repris connaissance : les yeux se refermèrent sur-le-champ, et elle demeura en syncope. Je lui fis alors couler un vomitif dans la gorge; dès qu'elle eut vomi à plusieurs reprises, elle recouvra la connaissance, le mouvement, le sentiment et le pouls : elle se plaignit encore pendant quelque temps de vertiges et de céphalalgie, mais elle ne tarda pas à être rétablie, sans qu'il fût nécessaire de recourir à d'autres moyens.

Lorsque la complexion du sujet, la face rouge et vultueuse, la proéminence des yeux, le battement des carotides et autres symptômes font craindre l'apoplexie, comme alors un vomitif pourrait être dangereux dans les premiers momens, on commence par ouvrir la veine ; mais il faut auparavant bien peser les circonstances, et faire succéder un vomitif à la saignée.

Les fomentations froides sur la tête sont d'un usage bien plus étendu que les émissions sanguines. On peut ajouter un peu de vinaigre à l'eau. Ce moyen est préférable à la saignée, pour dissiper promptement et sans danger les congestions vers la tête. Trotter raconte à ce sujet l'anecdote suivante : *Senatorem britannicum celeberrimum (non magis spectabilem elegantia orationis quam frequentia ebrietatis) fertur, gravem vino mentile aqua frigida bene madefactum circum caput constringere, in lectulum se recipere, et mane expergefactum ad curiam pergere, mirabile dictu! Sine capitis dolore vel languore, vel lassitudine, aut animi aut corporis, ad dicendum semper paratum.* Les Romains s'entouraient la tête de différentes herbes rafraîchissantes, dans la même vue. On s'est mieux trouvé encore, dans certains cas de forte ivresse, d'avoir recours aux affusions d'eau froide sur la tête. Il va sans dire que ce moyen est impraticable dans la faiblesse presque paralytique qui se rapproche de l'apoplexie nerveuse, et dans l'ivresse complète. Trotter dit avoir vu des matelots qui tombaient à la mer sortir de l'eau dégrisés, et à cette occasion, il rapporte, d'après Buffon, que chez les sauvages de l'isthme d'Amérique, les femmes jettent souvent à l'eau leurs maris ivres, pour les délivrer plus vite des suites de l'ivresse. Hoffbauer fait remarquer qu'en pareil cas l'effet ne tient pas uniquement au froid de l'eau, et qu'il dépend aussi de la surprise. Mais, comme il le dit fort bien, un homme très ivre ne peut pas plus être ramené à son sang froid par la surprise que par toute autre affection morale, et j'ajouterai volontiers que la sensibilité est diminuée chez lui au point de le rendre insensible, ou à-peu-près, à l'impression du froid, du moins à faire que celui-ci, loin de le stimuler, l'engourdisse au contraire davantage et complète la paralysie. Contre un pareil degré d'ivresse, non-seulement le bain de surprise, mais encore le froid en général, est nuisible et même dangereux. Le seul moyen de salut, comme je l'ai déjà dit, consiste en un vomitif, qui agit comme évacuant, et qui de plus, cause une excitation dont la secousse ranime le système nerveux prêt à être frappé de paralysie.

Le vinaigre a été long-temps considéré comme un excellent moyen contre le narcotisme auquel je rapporte l'empoisonnement par l'alcool. Il ne dispense pas de recourir aux vomitifs; mais lorsque après le vomissement, on craint encore les accidens dus à l'oppression du système nerveux par l'accumulation du sang dans le cerveau, ce qu'on peut faire de mieux est de donner du vinaigre étendu, en même temps qu'on emploie les fomentations et les affusions froides sur la tête. Le vinaigre est une substance très riche en oxigène, et l'antidote le plus direct qu'on puisse employer contre l'alcool et l'accumulation d'hydrogène et de carbone dans le sang, produite par ce liquide. De même que l'eau fraîche, et plus qu'elle encore, il supplée à l'insuffisance de la respiration pour fournir de l'oxigène à l'organisme. Mais, en outre, il agit à l'instar de tous les acides, c'est-à-dire qu'il rafraîchit et qu'il combat les congestions veineuses. On l'emploie aussi avec avantage en fomentations sur la tête (après l'avoir étendu d'eau froide), ou en l'ajoutant aux lavemens, qui ne sont d'ailleurs point un auxiliaire à dédaigner dans l'empoisonnement aigu par l'eau-de-vie. Un lavement avec le vinaigre et le sel est une chose fort à recommander, même dans l'ivresse portée jusqu'à la mort apparente, conjointement avec les autres moyens qui ont été indiqués, et après que le vomissement a eu lieu.

On sait qu'un des remèdes favoris contre l'ivresse est le café. Le café est célèbre, ainsi que le vinaigre et les acides en général, comme antidote dans les empoisonnemens par les substances narcotiques. Les expériences de M. Orfila ne laissent aucun doute à l'égard des excellens effets qu'il produit chez les personnes narcotisées. En sa qualité de nervin, il relève le système nerveux déprimé, tandis que l'air pur, l'eau fraîche et les acides calment l'excitation du sang, et rétablissent ce liquide dans son état normal de composition chimique, ce qui contribue à relever le système nerveux lui-même. Toutes les fois que l'ivresse est grande, ces derniers moyens méritent la préférence, parce qu'ils agissent directement contre sa cause proprement dite. Le café fort est ordinairement le remède qu'une compagnie échauffée par les boissons spiritueuses, emploie pour se calmer et rentrer dans les bornes de la raison.

D'autres nervins, l'ammoniaque par exemple, ont été employés contre l'ivresse avec le même résultat que le café. Krimer s'est servi de l'alcool et de soufre, découvert par Lampadius, comme d'un excitant volatil qui agit avec une énergie toute spéciale sur la peau, et ce liquide lui a réussi dans le cas d'ivresse par l'eau-de-vie, portée jusqu'à la perte de connaissance. Il l'a trouvé fort efficace aussi chez les hommes asphyxiés par la vapeur du charbon, dont l'état ressemble beaucoup à celui des gens très ivres.

Ces forts excitans peuvent convenir, conjointement avec un vomitif et des lavemens vinaigrés, dans le cas d'imminence de l'apoplexie nerveuse. Cependant il ne faut jamais les employer sans une grande circonspection. On doit toujours avoir présentes à l'esprit la réaction et les congestions consécutives, qu'ils pourraient augmenter.

Au contraire, on ajoute avec avantage, au vinaigre, des doses élevées d'acétate d'ammoniaque. Un chimiste français, Masuyer, a recommandé ce sel, à la dose de vingt à trente gouttes dans un verre d'eau. Dierbach conseille aussi de le faire prendre par cueillérées à café (1). On peut consulter le cas, précédemment cité, de manie avec convulsions, que Schneider, d'Offenbourg, a traité avec succès de cette manière.

Un médecin de Duptfort, Croomley, recommande la liqueur ammoniacée aromatique, à la dose de deux gros dans deux onces d'eau. (2)

L'un des effets les plus desirables de tous ces moyens est d'activer assez souvent les fonctions de la peau, organe qui tient à ceux de la respiration par des connexions sympathiques si intimes. Lorsqu'on sue beaucoup, en buvant et après, on s'enivre difficilement, et l'ivresse entraîne moins de suites fâcheuses. Voilà pourquoi le vin enivre généralement moins que l'eau-de-vie, pourquoi les vins aigrelets et aigres sont moins sujets à causer l'ivresse que les vins doux, pourquoi aussi cet effet est plus rarement produit par les vins chauds et aromatisés que par ceux qui sortent de la futaille. Voilà également pourquoi les spiritueux sont mieux supportés (pour le moment) en été, par un temps chaud et lorsqu'on travaille, qu'en hiver, pendant le froid et au sortir de table. Il est très nuisible à l'homme frappé d'ivresse de s'exposer brusquement à une température basse, et le danger alors tient surtout à ce que la peau ne peut plus agir avec la même énergie. Un refroidissement soudain peut devenir mortel en pareil

(1) *Neusste Entdeckungen in der Materia medica* p. 541.
(2) Macnish, *loc. cit.* p. 146.

cas, ce qu'il importe de ne jamais perdre de vue quand on emploie le froid chez des sujets ivres. Ainsi, l'on peut regarder comme ayant été victime d'un refroidissement l'officier dont parle Trotter, qui, pendant la seconde période de paroxysme, se plongea la tête dans un seau d'eau froide, et fut pris sur-le-champ d'une frénésie, ou d'une fièvre cérébrale, comme on a coutume de l'appeler, qui l'enleva en peu de jours. La suppression des fonctions de la peau est probablement une des principales causes qui font que tant de gens périssent au milieu des rues. De là vient que cet accident est beaucoup plus commun en hiver et dans les temps froids et humides, qu'en été et par un temps chaud et sec. Quand on trouve un homme ivre étendu dans la rue, il faut le porter sur-le-champ dans une chambre médiocrement échauffée, et le mettre sur un lit ou sur un fauteuil, de manière qu'il ait la tête élevée et un peu penchée de côté, ce qui rend le vomissement plus facile. On le débarrasse de tous les vêtemens qui pourraient le serrer, notamment au col et à la poitrine; puis, selon les circonstances, on emploie les moyens qui ont été indiqués précédemment.

Recourir aux amandes amères pour dissiper l'ivresse est toujours un expédient dangereux. L'acide hydrocyanique est un poison qui déprime et épuise le sang et le système nerveux, de la même manière que les liquides alcooliques.

Les Grecs et les Romains avaient recours, tant pour prévenir l'ivresse que pour la dissiper, à l'absinthe, au safran, aux olives, à l'huile d'olives, et même à l'eau salée. Ce dernier moyen est encore employé aujourd'hui, particulièrement chez les peuples qui habitent les bords de la mer. Il est de fait qu'on supporte davantage de vin en faisant usage d'une nourriture très salée qu'en prenant des alimens doux.

Il me reste encore à parler du traitement des suites immédiates de l'ivresse, quand elle-même a été calmée par le sommeil. J'ai déjà fait remarquer, en traçant le tableau de cet état consécutif, qu'une promenade au grand air suffit quelquefois pour dissiper l'engourdissement qu'on éprouve dans la tête. Trotter recommande surtout l'équitation pour arriver à ce but. Si le buveur croit que le meilleur moyen consiste à boire de nouveau, dès le matin, la même liqueur alcoolique qui l'avait enivré la veille au soir, c'est agir absolument en sens inverse de ce que prescrit la nature, et se conduire de manière à ne jamais sortir de l'ornière; c'est prendre la route qui mène à être buveur de profession.

Quand les effets consécutifs de l'ivresse sont plus prononcés, qu'il y a un mal de tête violent, des nausées, des vomissemens, etc., le sujet est obligé de garder le lit et de rester couché tranquillement. On a recommandé, en pareil cas, l'élixir acide de Haller, la magnésie, le sel de cuisine (Cullen). Mais tous ces moyens et beaucoup d'autres encore ne servent à rien. Les amers, les essences et liqueurs, les gouttes d'Hoffmann et autres excitans, nuisent d'une manière formelle. On n'a pas besoin de favoriser les vomissemens, car ils ne sont que trop fréquens, et l'estomac rejette tout ce qu'on lui confie. Les lavemens produisent de fort bons effets. Dès que le malade a eu quelques selles copieuses, de couleur foncée et de mauvaise odeur, sa tête se dégage, et le dégoût diminue. Il ne doit rien manger jusqu'à ce que l'appétit se fasse sentir, ce qui arrive ordinairement vers le soir: il prendra, en outre, peu d'alimens, parce que l'estomac n'est point encore complètement revenu à l'état de calme. S'il éprouve de la soif, l'eau fraîche mêlée avec un acide ou avec du vin aigrelet et un peu de sucre, est la boisson qui lui convient le mieux. C'est alors le moment de quitter le lit, s'il a été obligé d'y rester, c'est celui d'aller respirer le grand air, qui lui fait beaucoup de bien. Celse, pour prouver combien il importe souvent de connaître la cause d'une maladie, quand on veut la guérir, rapporte le fait suivant, qui trouve naturellement sa place ici : *Ingeniosissimus sæculi nostri medicus, quem nuper vidimus, Cassius, febricitanti cuidam et magna siti affecto, cum post ebrietatem eum premi cæpisse cognosceret, aquam frigidam ingessit. Qua ille epota, cum vini vim miscendo fregisset, protinus febrem somno et sudore discussit. Quod auxilium medicus opportune providit, non ex eo, quod aut adstrictum corpus erat, aut fluebat, sed ex causâ, quæ ante præcesserat.*

B. *Traitement de l'habitude de boire, de l'ébriosité et de l'ivrognerie.*

Ce chapitre est le plus important de tous dans la

thérapeutique du vice dont je traite et des suites qu'il entraîne. La première question qui se présente et que les médecins ont résolue de manières très diverses, est celle-ci : l'homme habitué à boire doit-il renoncer tout-à-coup aux liqueurs spiritueuses, ou s'en désaccoutumer peu-à-peu? Trotter pense, avec quelques autres, qu'il faut supprimer entièrement les boissons alcooliques, si l'on veut que le sujet guérisse et que la guérison soit durable : en pareil cas, il ne sert à rien de capituler, car la passion se rallume tant qu'on lui laisse le moindre aliment. En effet, l'expérience enseigne que le premier verre engage à en boire un second, le second un troisième, etc., jusqu'à ce qu'un moment arrive où toutes les sages résolutions sont mises en oubli, tournées en dérision et méprisées. L'habitude exerce un empire immense sur les hommes. Macnisch rapporte l'histoire d'un individu qui ne pouvait passer devant une auberge sans y entrer pour boire, et qui, lorsqu'il était parvenu par un puissant effort de volonté à s'éloigner, revenait bientôt sur ses pas, et se recompensait de son courage par une copieuse libation. On connaît le conseil qui a été donné aux buveurs de faire tomber chaque jour une goutte de cire à cacheter dans leur verre, jusqu'à ce qu'il soit plein, ce qui éteint l'habitude peu-à-peu et sans danger. Lettson et Pitcairn ont employé, dit-on, cette méthode avec succès. Trotter la traite d'enfantillage, et dit qu'on ne risquerait rien d'emplir tout-à-coup le verre de cire à cacheter. Mais il est certain qu'en usant de ce moyen, ou d'un autre analogue, on ar-

7

rive plus sûrement au but, c'est-à-dire à détruire peu-à-peu l'habitude de prendre des liqueurs fortes avec excès, qu'en se bornant à conseiller de diminuer progressivement la dose de jour en jour. A ce sujet on raconte chez nous l'anecdote suivante : un vieux buveur d'eau-de-vie avait été plusieurs fois renfermé pour cause d'ivrognerie et de vagabondage; sermoné par le magistrat, qui lui représentait la nécessité de renoncer à un vice dont la conséquence serait de le plonger de plus en plus dans l'infortune, sa réponse fut qu'il ne demanderait pas mieux s'il lui était possible d'y réussir, mais que tous ses efforts pour s'abstenir d'eau-de-vie étaient inutiles; le magistrat lui demanda combien il buvait chaque jour, et ayant appris que c'était environ une demi-mesure (*maass*), il lui conseilla de se réduire successivement à la moitié, au quart, au huitième, et au seizième : l'esclave de l'habitude, trouvant le conseil bon, entra le lendemain dans un cabaret, et demanda un quart de mesure d'eau-de-vie, puis un huitième, un seizième, un trente-deuxième, et de cette manière suivit à la lettre l'avis qui lui avait été donné. Un commis voyageur s'y prit beaucoup mieux : il remplit une bouteille d'excellent genièvre, et après avoir pris sa ration accoutumée, le lendemain matin il y substitua de l'eau; il continua ainsi tous les matins, jusqu'à ce que le mélange eût perdu toute sa force et acquis une saveur désagréable : la boisson cessa dès-lors de lui plaire, il y renonça, et fut guéri de son habitude. Un assez grand nombre d'exemples attestent qu'une abstinence soudaine a provoqué des accidens graves et même la mort. Bruhl-Cramer a observé surtout ce phénomène dans la dipsomanie proprement dite : il a vu que quand on refusait de l'eau-de-vie au malade pendant le paroxysme, la folie ou une mort subite en était la suite, de sorte qu'il ne trouve pas sans fondement l'opinion répandue parmi le peuple russe, que l'homme ne tarde pas à périr après avoir été guéri de la dipsomanie (1). Il ne faut jamais perdre de vue que l'organisation entière s'est accommodée tant bien que mal à l'influence des boissons spiritueuses, pour établir un état de santé relative. Le brusque abandon des liqueurs fortes ne doit pas être moins nuisible et dangereux que la transplantation subite dans un climat fort différent, quoique ce climat puisse être en lui-même plus favorable que celui dans lequel on a vécu jusqu'alors. A la vérité, comme le fait remarquer Trotter, on ne procède pas graduellement pour rendre à la liberté les hommes qui ont langui dans un cachot obscur et malsain ; mais les faits ne manquent pas non plus pour attester que ces malheureux ne supportent pas longtemps la lumière, ou qu'ils survivent peu à leur délivrance. Le récit du marcheur Webb pétille d'esprit, mais la comparaison qu'il emploie est forcée, la voici : Webb, buveur d'eau, plein de gaîté, recommandait instamment sa boisson favorite à un ami qui chérissait le vin ; celui-ci consentait à l'échange, mais voulait quitter le vin peu-à-peu, parce qu'il

(1) *Loc. cit.* p. 47.

ne lui était pas possible de changer tout-à-coup sa manière de vivre : « Peu-à-peu, dit Webb, d'un air mécontent ! si tu avais le malheur de tomber dans le feu, conseillerais-tu à tes serviteurs de t'en retirer peu-à-peu. » Si un homme était tombé peu-à-peu dans le feu, comme le buveur a contracté peu-à-peu son habitude, il faudrait assurément, répondrais-je, l'en retirer peu-à-peu. Je pense donc que quand un homme adonné à la boisson veut y renoncer, il doit cesser sur-le-champ de boire avec excès, mais non s'abstenir tout-à-coup de prendre des liqueurs fortes en moindre quantité. La loi de l'habitude, sur laquelle repose ce précepte, était déjà connue des anciens, qui l'ont appliquée avec beaucoup de justesse au régime : *quod contra consuetudinem est*, dit Celse, *nocet, seu molle, seu durum*. Hippocrate consacre un chapitre entier à ce sujet, dans le second livre de son traité sur le régime qui convient aux personnes atteintes de maladies aiguës : il dit que toute chose, fût-elle dangereuse en elle-même, ne peut être abandonnée brusquement sans risque pour la santé, et il cite notamment *vini potum derepente mutatum* (1). A l'égard de l'eau-de-vie, je pense bien qu'il faut y renoncer sur-le-champ et y substituer du vin ou de la bière. Le buveur d'eau-de-vie, qui tremble le matin, comme le feuillage d'un peuplier, qui n'a aucun sentiment humain, que l'existence fatigue et dégoûte tant qu'il est à jeun, pour qui enfin l'alcool

(1) *Opp. ed. Haller.* t. 1 p. 242. *Aph.* 11. 50.

est devenu un besoin physique, ne saurait être laissé brusquement sans une excitation équivalente, car une privation absolue porterait une si profonde atteinte à son économie physique et morale que la révolution qui s'ensuivrait pourrait le tuer. Qu'il continue donc de boire, pourvu que ce ne soit plus de l'eau-de-vie : qu'il prenne le matin une tasse de fort café à l'eau, que vers dix heures il mange un peu de rôti, ou une tranche de jambon, avec un verre de bon vin; qu'à dîner il fasse un bon repas, accompagné d'un autre verre de vin, et que le soir il boive encore de la bière. Peu-à-peu il s'accoutumera à ce régime et perdra le goût de l'eau-de-vie. Au bout de quelque temps on supprimera le vin au dîner; ce sacrifice coûtera moins alors au convalescent, que n'a fait le premier, et il guérira, pourvu d'ailleurs que ses dispositions morales s'amendent, et qu'il fuie l'oisiveté, car il ne s'agit pas de renoncer entièrement aux boissons spiritueuses, mais d'en ramener l'usage dans de justes bornes. Le buveur de vin remplacera les vins capiteux par d'autres plus légers et par de la bière. Celui de bière évitera les bières fortes. L'homme que des raisons d'économie empêchent de substituer le vin à l'eau-de-vie, boira également de la bière. Quant à celui qui est trop pauvre ou trop impotent pour pouvoir se procurer cette dernière boisson, je n'ai d'autre conseil à lui donner que de renoncer à l'eau-de-vie sans compensation, et de manger au lieu de boire; car l'eau-de-vie est une des principales causes qui font que les buveurs perdent de plus en plus le goût de manger. Les soupes et le bouillon ne servent à rien. Il convient que celui qui veut renoncer à la boisson s'en tienne à la nourriture animale. Son régime doit consister en viandes, par petites portions, fréquemment renouvelées, avec le soin d'éviter celles qui seraient trop grasses, en œufs à la coque, en laitage. La diète lactée, telle que Trotter la recommande, pourrait fort bien ne point être supportée dans la plupart des cas. En la proposant, le médecin anglais est bien parti de la belle idée qu'elle ramenerait sur-le-champ le malade dans le giron de la nature; mais comme on ne peut point faire un enfant d'un homme âgé, il ne convient pas non plus d'astreindre ce dernier à la nourriture du jeune âge, et cela d'autant moins qu'il s'est éloigné davantage de la nature et du genre de vie des enfans. Je rappelle ici le fait précédemment rapporté, d'après Hoffbauer, de la guérison d'un buveur d'eau-de-vie par la nourriture animale, accompagnée de bon vin, en petite quantité, et de café à l'eau, pris le matin.

L'expérience constate que les meilleurs moralistes ne corrigent point le buveur. Le médecin même qui traite un homme évidemment tombé malade par l'effet de la boisson, ne doit pas commencer par lui faire des reproches sur son genre de vie. Ce n'est que pendant la convalescence, et après avoir pleinement gagné sa confiance, qu'on peut lui faire entrevoir l'abîme auquel il a échappé, et qui l'engloutira infailliblement s'il ne se débarrasse pas dès à présent de son funeste vice. J'ai vu plusieurs fois une maladie grave guérir des buveurs qui semblaient incorrigibles, et d'autres médecins ont également fait cette remarque. On dit qu'il est commun en Irlande de rencontrer des hommes qui, après avoir éprouvé les suites fâcheuses de l'eau-de-vie, prennent la résolution de renoncer dans un temps donné à cette liqueur : ils jurent de n'en pas boire, sur un certain rayon de pays, soit dans l'intérieur des maisons, soit à-la-fois au dehors et au-dedans des habitations. Ces sermens sont parfois tenus avec scrupule, mais souvent aussi on les élude par divers subterfuges. Ainsi, par exemple, l'homme s'éloigne, une bouteille à la main, jusqu'à ce qu'il ait dépassé le canton énoncé dans son vœu, ou bien, il boit en plein air, ou s'il a juré de ne boire ni dans les maisons ni dehors, il se place à cheval sur le seuil de la porte, ou enfin il ne boit plus et se contente de tremper son pain dans l'indispensable liqueur. Cette habitude est si puissante que la volonté la plus ferme ne peut souvent en triompher. Ce qu'il y a de plus important, ce qui mérite le plus d'attention, sous le point de vue moral, c'est d'arracher le buveur à l'oisiveté. L'inoccupation et l'ennui ne sont pas seulement en eux-mêmes le plus grand des malheurs; ils conduisent encore à tous les autres maux physiques et moraux. Que celui qui est obligé de vivre à la sueur de son front, consacre la journée au travail ; son pain et son verre de bière lui sembleront pleins de saveur, il sera content de lui-même, en voyant le soir ce qu'il a fait, et le repos lui rendra des forces pour de nouveaux labeurs. Quant à celui qui doit servir le monde et s'entretenir, lui et les siens, par son intelligence et son savoir, qu'il ne laisse pas son cerveau en friche, qu'il n'emploie pas la prépondérance que des circonstances extérieures lui ont acquise sur ces frères, à dissiper sa vie dans la débauche, qu'il se délasse, quand ses occupations sont arides et fatigantes pour l'esprit, en contemplant la nature, au lieu de fréquenter des réunions, dont les unes ne connaissent point les liens de la fidélité, et dont les autres, personnifications de l'ennui, ne laissent à l'homme qui sent vivement d'autre ressource que le jeu et la boisson.

Tous les desirs sensuels tiennent les uns aux autres par d'étroits rapports de causalité. Le buveur gagne d'un pas chancelant les jardins de la volupté, et il achève de se pervertir; le débauché, dégradé d'esprit, perdu d'honneur, saisit la bouteille, qui le ramène au service de la volupté. Que les fils de la terre aient donc soin qu'aucun de leurs penchans animaux ne se rende maître d'eux! Tous ces penchans font alliance ensemble pour mettre l'esprit sous le joug, et pouvoir ensuite le dominer sans frein. Justius Kerner dit à cette occasion : « Celui-là seul a le cerveau le plus sain et la volonté la plus libre, qui peut ne jamais céder aux perfides suggestions du vieux démon, aux convoitises de la chair. La chair peut être en quelque sorte regardée comme ce qu'il y a d'animal dans l'homme, comme le serpent qui a semé le péché, la maladie et la mort sur le genre humain. »

Les buveurs qui n'ont point encore perdu tout sentiment d'honneur et de dignité, peuvent aussi être ramenés à eux-mêmes par l'ironie et le persiflage. Trotter raconte le fait suivant : « Un de mes amis, médecin distingué, fut prié par un personnage de haut rang de guérir sa femme du goût qu'elle avait pour la boisson. Tous deux tinrent une séance en règle pour délibérer, et le docteur écouta patiemment la longue énumération des moyens dont le tendre et malheureux époux s'était déjà servi. Comme on avait déjà tout essayé sans succès, le médecin déclara qu'il ne restait plus d'autre ressource que de mettre une cruche pleine d'eau-de-vie devant la femme, et de la laisser boire jusqu'à ce qu'elle eût perdu l'esprit. Ces derniers mots furent prononcés d'un ton élevé. Il arriva par bonheur que la dame, soupçonnant qu'on s'occupait d'elle, s'était cachée dans une chambre voisine, d'où elle entendit toute la conversation. Les paroles du médecin la frappèrent ; son orgueil fut blessé, et sa susceptibilité éveillée au plus haut degré. L'orage de cette nouvelle passion brisa dans l'instant même les chaînes de l'habitude, et la personne redevint maîtresse de ses actions. Depuis lors, elle a cessé pour toujours de s'enivrer. » Macnish cite un cas analogue : « Un homme de Philadelphie, dont la femme était livrée à la boisson, lui présenta un vase plein de rhum, dans l'espoir qu'elle boirait jusqu'à se faire mourir : elle devina l'intention, et dès ce moment renonça entièrement à sa funeste habitude. » Le même écrivain nous apprend encore qu'un homme du Maryland, très adonné au même vice, entendit un soir du bruit dans sa cuisine ; ayant ouvert la porte pour en connaître la cause, il aperçut ses domestiques riant aux éclats des grimaces d'un jeune nègre qui singeait la démarche avinée et chancelante que lui-même affectait quand il était ivre; ce tableau fit une telle impressio n ur lui, que jamais depuis lors il ne s'abandonna à de semblables excès.

Celui qui veut guérir un buveur de son habitude, doit d'abord chercher si elle ne se rattache point à quelque cause spéciale, par exemple à des chagrins domestiques, au dépit produit par la non-réussite d'un projet, à des peines d'amour, etc. Quand on a découvert de telles causes, il faut les éloigner autant que possible, ou du moins présenter sous un autre jour, au malade, les motifs d'un désespoir qu'il s'est efforcé de noyer dans la boisson, calmer son esprit, et ranimer l'espérance dans son âme. Avait-il autrefois quelque occupation favorite, on lui en rappelle le souvenir, et dès qu'on parvient à lui inspirer le desir de la reprendre, il est déjà presque sauvé. Si la lecture et le travail de l'esprit échouent, peut-être les exercices du corps, les voyages, l'agriculture, la chasse imprimeront-ils à son activité une autre direction, qui lui fera oublier l'habitude de boire. Un changement de séjour, en rompant les liens d'une ancienne camaraderie, contribue également d'une manière puissante à la déraciner. Nous n'examinerons pas combien d'eaux minérales, même ferrugineuses, y concourent aussi avec efficacité; nous croyons devoir attribuer davantage à celles dont la nature a été choisie en raison des circonstances. Mais le genre de vie qu'on observe dans les établissemens peu fréquentés, la discipline qu'un médecin éclairé et sévère y introduit à table, et l'exemple des personnes qui viennent y chercher la santé, sont surtout ce qui fait une impression salutaire sur l'esprit de l'homme adonné à la boisson, le ramène à lui-même, quand il n'est pas totalement abruti, et le détermine à se rejeter dans les bras de la nature. A la vérité, beaucoup d'eaux minérales actuelles, au lieu d'être des établissemens sanitaires, sont des lieux de débauche, où la santé se détériore sans ressource, et l'homme adonné à la boisson y ruine d'autant plus vite sa constitution, qu'il y devient à-la-fois buveur de vin et buveur d'eau.

Plus le goût de la boisson est enraciné, plus il a déjà pris les caractères d'une maladie, de la dipsomanie, dans le sens que Bruhl-Cramer attache à ce mot, et moins aussi le traitement moral a d'efficacité. Il faut alors attaquer la maladie elle-même par des moyens propres, tant à rétablir la constitution du sang qu'à modifier et vivifier le système nerveux. Un médecin américain, le docteur Krain, recommande de mêler du tartre stibié à la boisson du malade, pour le dégoûter ; il croit que l'action nauséeuse de cette liqueur inspire une répugnance insurmontable pour toutes les boissons spiritueuses. Mais, d'abord, les buveurs s'apercevront bientôt du mauvais tour qu'on leur joue, et ils sauront se procurer des liqueurs fortes sans mélange ; en second lieu, l'émétique pourrait bien exercer une influence fort peu desirable sur l'organisme entier du malade. J'ai déjà dit que ce sel, employé à petites doses, et conjointement avec d'autres médicamens pris parmi ceux qu'on appelle fondans, produisait d'excellens effets dans certaines maladies des buveurs qui se rattachent au gastricisme, et qu'à des doses plus fortes il était utile dans le *delirium tremens*. Mais il peut se rencontrer, surtout chez les buveurs avancés en âge et dont la constitution est déjà détériorée, des circonstances telles que les vomissemens et les déjections, toujours si facilement provoquées par l'émétique, entraînent des suites fâcheuses, qu'on a de la peine à combattre avec le laudanum, ordinairement conseillé en pareil cas. Il faut surtout avoir égard à l'état d'irritation dans lequel peut se trouver l'estomac, parce qu'on sait que le tartre stibié, employé à des doses un peu fortes et continué pendant quelque temps, détermine déjà par lui-même une irritation du canal intestinal entier, de manière à faire naître des excoriations et des ulcérations de la membrane muqueuse. L'emploi de ce sel constitue toujours un traitement héroïque, qui ne peut conduire au but que dans certains cas particuliers, et ces cas ont lieu chez les sujets jeunes, robustes, dont les organes digestifs ne sont point encore ruinés. Du reste, il va sans dire qu'en pareil cas l'émétique ne peut être prescrit que par le médecin seul, sous les yeux duquel il doit être administré.

Les acides conviennent, tant comme antidote du narcotisme en général, que comme médicamens qui favorisent l'action de la peau, combattent la tendance de la masse du sang à se décomposer, et exercent aussi, par là, une influence vivifiante sur le système nerveux. Déjà les acides végétaux produisent souvent beaucoup d'effet : on a toujours fait un pas quand on a déterminé le buveur à étancher sa soif avec de l'eau acidulée. La boisson que les malades prennent le plus volontiers est la limonade tartrique sucrée et animée d'un peu de vin. Elle leur réussit, et diminue les congestions vers la tête et la poitrine, auxquelles ils sont sujets. Bruhl-Cramer recommande l'acide sulfurique, comme médicament principal : il donne spécialement l'élixir acide de Haller, à la dose de dix à quinze gouttes dans un verre d'eau, deux ou trois fois par jour, et administre en même temps, deux à quatre fois, des extraits amers en pilules. Lorsque la diarrhée survient, il faut suspendre pendant quelque temps l'emploi des acides, et prescrire une infuso-décoction de quinquina, associée à des substances légèrement aromatiques. L'acide nitrique est préférable à l'acide sulfurique dans le cas d'inflammation au foie. Mais, en général, il ne faut l'employer qu'en passant, parce que son usage prolongé porte une atteinte profonde à la nutrition, et expose à la ruiner complètement. Un médecin suédois traitait un homme de quarante ans, qui était adonné à la boisson depuis sa jeunesse et voulait se guérir : il lui fit boire chaque jour quatre verres d'un mélange de deux gros d'acide nitrique avec vingt-quatre onces d'eau-de-vie ; au bout de trois mois, le sujet éprouva un tel dégoût pour cette liqueur et pour toute espèce d'eau-de-vie, qu'il se regarda comme complètement guéri (1). Quand l'activité vitale est déjà fort affaiblie, Bruhl-Cramer emploie, de concert avec l'acide, les médicamens appelés nervins. Celui d'entre ces derniers qu'il vante le plus est le castoreum, associé à l'éther sulfurique; mais, il donne aussi des éloges à l'arnica, avec l'huile de citron, sans d'ailleurs faire connaître les circonstances spéciales qui indiquent l'emploi de ces moyens.

Suivant les circonstances, on peut recourir à d'autres médicamens encore, par exemple à un vomitif, ou à des sels qui purgent doucement, etc. Bruhl-Cramer termine le traitement par le fer, qu'il a reconnu posséder déjà par lui-même, à un haut degré, la faculté de détruire le penchant aux liqueurs fortes. Il donne la limaille de fer préparée, ou l'éthiops martial, sans nulle autre addition que du sucre, à la dose de deux à huit grains, matin et soir. Dans un cas, il a employé avec succès le gayac uni à l'acide sulfurique; mais l'expérience doit encore prononcer sur la question de savoir si ce médicament mérite en réalité les éloges qu'il lui prodigue. En général, quoique son livre soit rempli d'indications précieuses, on peut lui reprocher de ne pas appuyer toutes ses assertions sur des bases vraiment scientifiques, de manquer d'ordre, et de ne point développer ses idées avec la clarté qu'on est en droit d'attendre dans des ouvrages destinés à avoir un si grand retentissement.

(1) *Egr. et med. Tidskrift.* t. II. cah. 2. 1835. — Schmidt *Jahrbuecher*, t. 14. cah. 2. p. 188.

A l'égard du régime qu'il faut suivre pour guérir l'ivrognerie et le goût de la boisson, j'adopte l'opinion de Bruhl-Cramer, qu'une nourriture animale succulente est celle qui convient le mieux, quoiqu'à la vérité elle ne soit pas à sa place, dès qu'il existe des symptômes de gastricisme. Sous le point de vue des boissons, le premier soin doit être d'empêcher que le malade boive à jeun. Rien n'est plus mauvais, ne ruine plus promptement la constitution, et ne hâte davantage les progrès des maux, que l'habitude de prendre des liqueurs spiritueuses quand l'estomac est vide. Celse avait déjà dit : *extenuat corpus vini non perfrigidi potio jejuno in consuetudinem adducta.* Le sentiment de vacuité que les buveurs éprouvent le matin peut être combattu d'abord par une tasse de café, et s'il ne tarde pas à se reproduire, on doit manger un peu de viande, avec un léger excitant, tel que la moutarde, ou de la salade. Un verre de vin, bu ensuite, non-seulement n'est point aussi nuisible, mais encore ne conduit pas aussi aisément à l'habitude de la boisson, que les spiritueux pris à jeun. Le lait peut quelquefois être employé, surtout le lait caillé, qui étanche en même temps la soif. Je l'ai vu produire, sous ce dernier rapport, des effets avantageux, en détournant de boire de l'eau-de-vie. Seulement il faut avoir soin d'en retirer la crême. Beaucoup de buveurs d'eau-de-vie pauvres préfèrent le lait caillé à l'eau, et se sentent rafraîchis par lui. J'ai déjà fait remarquer que le régime lacté pur, comme le conseille Trotter, ne convient point au système digestif d'un buveur. La nourriture ne doit pas présenter beaucoup de masse, mais elle doit être assez substantielle pour produire plus de fibre que de phlegme. Les confitures acides et les fruits cuits peuvent être mis en usage de temps en temps.

Lorsqu'un accès de dipsomanie menace d'éclater, Bruhl-Cramer recommande également l'acide sulfurique, avec le castoréum. Pendant la durée, il prescrit la teinture de castoréum avec la liqueur anodyne, et le calamus avec de l'éther sulfurique, ce qui amème la solution de la maladie par des vomissemens, à un jour critique.

Quand le dipsomane refuse de se laisser traiter, Bruhl-Cramer conseille d'ajouter de l'acide sulfurique à la boisson; mais lui-même se promet peu d'effet de ce moyen.

Schlegel, de Meidingen, dit, dans une consultation sur la curabilité d'une méthomanie (1): « J'ai, il est vrai, amendé l'état de cet homme par l'emploi des eaux de Liebestein, et autres moyens, ce qui me laisse l'espoir de le guérir en grande partie de sa maladie morale et physique, en continuant le traitement. Mais si la volonté était tellement paralysée qu'il ne fût plus en état de maîtriser ses passions, il parviendrait toujours à se procurer, par ruse ou de vive force, le stimulant qui lui est indispensable : alors nul moyen physique ou moral ne pourrait rien produire : en un mot toute tentative de curation échouerait. »

(1) Henke, *Zeitschrift*, 23° cah.

§ V. *Comment s'y prendre pour régler l'usage des boissons spiritueuses? Comment en prévenir l'abus?*

> Vous qui tenez le timon de l'état, prenez à cœur les tristes résultats de ces observations. Arrêtez, avant qu'il soit trop tard, les pas de géant que l'homme civilisé fait vers une effrayante dégradation! LIPPICH.

L'alcool n'est jamais un aliment; c'est toujours un excitant. Cependant, il ne suit pas de là que les liquides qui en contiennent doivent être totalement proscrits. Ainsi, pour citer un exemple, les épices sont également des substances excitantes, et non des alimens, ce qui n'empêche pas qu'il ne viendra dans l'idée de personne de les bannir pour ce motif. Quand bien même l'homme ne serait qu'un animal, quand même, à l'instar des animaux, il suivrait instinctivement un genre de vie conforme à la nature, son rang élevé ne permettrait pas que tous les excitans fussent exclus de son régime, quoique précisément les liquides spiritueux ne paraissent point convenir à sa vie animale. Mais, d'un côté, l'homme, comme le plus raisonnable d'entre les animaux, est destiné à chercher péniblement sa nourriture, qui ne s'offre pas d'elle-même à lui. Il doit gagner son pain à la sueur de son front, et cette obligation pèse souvent sur lui d'un poids très lourd; d'un autre côté, sa destination, comme être doué de raison, le met dans la nécessité d'imprimer aux organes spéciaux de l'âme, un genre d'exercice totalement inconnu aux animaux. Ces deux circonstances, la pénible recherche de la nourriture qui doit le sustenter, lui et les siens, et celle des moyens de satisfaire son esprit, le mettent dans des conditions telles, qu'il est contraint d'aiguillonner passagèrement ses forces afin d'arriver à ce qu'il lui serait impossible sans de pareils élans, ou, quand elles sont menacées de paralysie, pour avoir été trop excitées, afin de les ramener au point qui leur permet de se livrer à de nouveaux efforts. L'homme a besoin pour cela d'excitans énergiques, que ne comporterait certainement point une action uniforme du physique et du moral. Mais l'expérience constate que le moyen le plus propre à imprimer une exaltation passagère aux forces physiques et morales, est l'alcool sous ses différentes formes. A la vérité, le surcroît d'énergie qu'il amène fait nécessairement place à une détente; mais celle-ci se réduit presque à rien, quand on a usé du stimulant avec circonspection, c'est-à-dire, lorsqu'on s'est contenté de vivifier et de ranimer ses forces, sans les opprimer. Déjà la variété des influences extérieures, eu égard à leur nature et à leur degré, expose nos forces et notre santé, toujours purement relatives, à des oscillations passagères, qui cessent sans troubler l'harmonie de la vie d'une manière permanente, c'est-à-dire sans donner lieu à la maladie. Sous ce rapport, les médecins de l'antiquité, dont les ouvrages contiennent surtout tant de choses instructives en ce qui concerne la diététique, n'avaient point exclus le vin du régime. Ils tonnaient moins que nous contre l'ivresse, parce que ce vice était alors, je ne dirai pas inconnu, mais incomparablement moins répandu qu'il ne l'est de nos jours. Celse dit : *Si qua intemperantia subest, prior est in potione, quam in esca*, passage qui fait sans doute allusion à la gloutonnerie si répandue parmi les Romains, dès les plus beaux jours de leur histoire, et dont César lui-même ne rougissait pas.

Pour ce qui regarde l'excitation des facultés de l'esprit, personne n'ignore qu'un vin généreux l'emporte sur toutes les autres boissons spiritueuses. Le vin réjouit le cœur, il ranime le vieillard, il relève l'âme de l'homme abattu par les soucis, il rend le courage à celui qui désespérait de tout, il déploie l'esprit, il allume le feu du sentiment dans la poitrine du poète. Plus d'une heure de jouissance, plus d'une pensée joyeuse, plus d'une noble résolution, plus d'une action généreuse, plus d'un poème éclatant lui doivent incontestablement naissance.

Impetus ille sacer qui vatam pectora nutrit,
Qui prius in nobis esse solebat, abest.

C'est ainsi qu'Ovide s'exprimait dans l'exil, quand le vin lui manquait. Tous les poètes, anciens et modernes, s'accordent avec lui à faire l'éloge du vin. Les hommes les plus sobres, ceux même qui ne buvaient que de l'eau, comme Haller, rendent pleine justice à la propriété qu'il possède d'éveiller le démon de la poésie, d'exciter l'esprit de saillie, et d'activer le génie. Hoffmann, dans ses lettres sur les tempéramens, lui prodigue, à cet égard, des éloges qu'on pourrait trouver emphatiques, si on les jugeait du point de vue médical : il pousse les choses au

8.

point d'attribuer en grande partie la décadence intellectuelle des Grecs à ce que les Turcs leur ont enlevé le vin! Sans doute, fait remarquer l'auteur d'un mémoire sur la nourriture de l'homme (1), on voit fréquemment Bacchus auprès de Minerve sur les sculptures des anciens, et le maître de Bacchus, le vieux Silène, toujours ivre, était un philosophe. Cependant les anciens Grecs n'étaient point adonnés à l'ivrognerie; leurs philosophes n'étaient pas des ivrognes. On peut en dire autant des anciens Romains, et nous ne ferons pas un crime au sévère Caton d'avoir eu de temps en temps recours au vin pour s'égayer. Mais les dieux supportent mieux le vin que les hommes, et si le vieux Silène avait appartenu à l'espèce humaine, l'ivresse lui aurait fait perdre, comme aux autres fils de la terre, la philosophie avec l'esprit. On peut reconnaître toutes les excellentes qualités du vin sans applaudir aux éloges exagérés qui lui sont souvent prodigués. D'ailleurs il ne peut être question ici que d'un usage modéré de cette liqueur, et non de son abus poussé jusqu'à déterminer l'ivresse.

La convalescence des maladies graves n'est évidemment point elle-même une maladie, de sorte que le traitement qu'elle exige rentre dans les attributions de la diététique. Mais ce qui fait surtout partie du régime des convalescens, c'est l'usage modéré du vin, pourvu que la maladie aux atteintes de laquelle ils

(1) *Morgenblatt*, 1837, n° 82.

ont échappé ne dépende point d'une inflammation, d'une congestion, ou d'une exaltation du caractère veineux du sang. En effet, quelque abus qu'on fasse du vin chez les femmes en couches, surtout dans les campagnes, quoique beaucoup de maladies des femmes et des enfans nourris d'un lait empoisonné doivent leur origine à l'abus des boissons spiritueuses, c'est le cas ici d'appliquer la maxime: *abusus non tollit usum*. Jusqu'à l'extinction des lochies, les femmes doivent observer un régime doux, non excitant, peu échauffant, et surtout s'abstenir de tous les moyens capables de provoquer ces sueurs abondantes qui leur sont si nuisibles. Il est nécessaire pour cela qu'elles évitent toutes les boissons spiritueuses, sans même excepter la bière, qu'on vante tant pour activer la sécrétion du lait. Mais il vient ensuite une époque, qu'on peut appeler la convalescence des couches, pendant laquelle l'usage journalier et modéré d'un vin de bonne qualité, joint à un régime animal peu excitant, mais très nourrissant, est fort utile, et agit comme un véritable moyen de restauration. L'expérience m'a appris qu'alors le vin n'échauffe point, et qu'il ne nuit même pas à des femmes qui n'en supporteraint pas une seule goutte en d'autres temps. Il va sans dire, d'ailleurs, qu'on ne parle ici qu'en général. Des circonstances peuvent se rencontrer qui interdisent le vin et toutes les liqueurs spiritueuses à cette époque, quoiqu'il n'y ait point encore de maladie. On sait que les spiritueux conviennent, en général, beaucoup moins aux femmes, dont la destinée s'accomplit dans l'ombre, et chez lesquelles les altérations des humeurs sont plus communes, qu'aux hommes, et qu'ils deviennent avec plus de promptitude et de facilité un vrai poison et une indomptable passion chez les personnes de l'autre sexe. Dans la vieillesse, le vin, bu en abondance, non-seulement ne nuit pas, mais même devient en réalité un restaurant, que le sage ne dédaigne point. Les forces physiques et morales trouvent en lui un stimulant que rien ne saurait remplacer.

Les vins peu spiritueux et plus ou moins acides, comme aussi le cidre, le poiré, et les autres boissons préparées avec des fruits aigrelets, échauffent moins, étanchent la soif, et cependant stimulent un peu. Aussi ces liqueurs sont-elles un excellent rafraîchissement pour les habitans des pays chauds et pour le laborieux villageois; elles peuvent même prévenir certaines maladies, notamment celles qui tiennent à des vices de la sécrétion biliaire. Lehmann dit (1): « Le bon cidre est, après la bière, le meilleur succédané de l'eau-de-vie; pris avec modération, il convient à la plupart des hommes, qui le trouvent agréable et désaltérant. C'est à son bon marché dans plusieurs cantons orientaux de la Suisse, tels que Turgovie, Appenzell, Saint-Gall et Zurich, qu'on doit attribuer que les résultats de l'abus de l'eau-de-vie, si communs dans

(1) *Ueber die Folgen des Missbrauchs der geistigen Getraenke und ueber die geeigneten Mittel, diesen zu steuern*, Berne, 1837, p. 54.

d'autres cantons, soient inconnus. En consultant les médecins du pays, comme je l'ai fait, on acquiert la conviction que le cidre n'y entraîne pas de suites fâcheuses particulières, à moins qu'il n'ait été préparé avec des fruits verts, et qu'il ne soit mal fait ou altéré. Cette boisson y est celle de tout le monde, on la rencontre dans la cabane du pauvre comme sur la table du riche, chez les particuliers comme dans les auberges. » Mais il n'est pas douteux que l'abus du cidre ne puisse aussi donner lieu à des maladies. Zimmermann, en parlant des vins âpres et acides qu'on récolte le long de l'Aar, de la Reuss et de la Limat, assure qu'ils engendrent la podagre, tandis qu'il a trouvé la gravelle et la pierre assez rares, dans ces mêmes contrées, pour se croire autorisé à douter que les vins acides engendrent jamais l'affection calculeuse. La pierre semble, en général, dépendre plus des influences du climat et du sol que du boire et du manger. Ainsi, par exemple, dans le Wurtenberg, elle est rare, proportion gardée, chez les habitans des provinces moyennes et inférieures du Necker, où l'on boit beaucoup de vins, bons, médiocres et mauvais, tandis qu'à Ulm, dans la haute Souabe, et dans le pays de Sigmaringen, contrées où l'on fait un grand usage de la bière, elle se présente souvent. Frank était tenté d'attribuer la fréquence de cette maladie dans certains pays à bière, moins à l'introduction des parties terreuses dans les humeurs par l'effet de cette boisson, qu'à l'insuffisance de leur élimination, circonstance à l'égard de laquelle il faut encore prendre en considération la proportion des matières terreuses que la cuisson détermine dans l'eau employée par les brasseurs. Au reste, comme nous l'avons déjà dit, notre intention n'est pas d'attribuer sérieusement au vin, à la bière, ou à toute autre boisson spiritueuse, la production de l'affection calculeuse. Il y a des pays où l'on fait un grand usage des liqueurs alcooliques, et où la pierre est rare, ainsi que la gravelle, tandis que ces maladies sont communes dans d'autres où l'on use peu de boissons spiritueuses. Ainsi, par exemple, la pierre est très fréquente dans la Basse-Egypte, et il ne faut s'en prendre ni à la goutte, que les Egyptiens ne connaissent point encore, ni au vin et aux spiritueux, inusités parmi les gens du peuple, qui sont pourtant ceux chez lesquels on rencontre la plupart du temps l'affection calculeuse. Le docteur Roeser (1), à qui je dois ces renseignemens, présume qu'on doit attribuer la maladie, soit à l'habitude de boire l'eau vaseuse du Nil, que les riches ont l'attention de filtrer, soit à l'humidité de l'air et aux variations de la température, qui influent sur les organes chargés de la sécrétion urinaire.

Les anciens préparaient et buvaient déjà, en remplacement du vin, une bière qu'à la vérité ils fabriquaient autrement que les nôtres. On sait que nos ancêtres en faisaient usage aussi, long-temps avant que la culture de la vigne fût répandue partout. La bière est bien, en général, une liqueur spiritueuse,

(1) *Krankheiten des Orients*, Augsbourg, 1837, p. 53.

et, comme telle, elle exerce sur l'organisme la même influence que l'alcool; mais celui-ci s'y trouve étendu d'une si grande quantité d'eau, que ses effets sont considérablement modifiés, affaiblis, et corrigés à certains égards. Une bonne bière, bue avec modération, stimule sans doute aussi l'activité de l'esprit; mais l'excitation qu'elle provoque a toujours quelque chose de lourd, et d'autant plus que la boisson elle-même contient davantage d'eau. Du moins, les poètes ne connaissent-ils pas de muse qu'elle ait inspiré; et il paraît avéré que les pays à bière sont moins féconds en poètes, surtout en poètes d'un génie hardi, que ceux à vin. Les principes nourriciers que cette boisson contient, doivent la rendre excellente, au contraire, pour les classes laborieuses. Avaler quelques pots de bière, c'est à-la-fois boire et manger, et de plus se préparer une heure de bon temps. La bière se recommande, en outre, pour les gens du peuple, à cause de son prix peu élevé, et l'on ne voit pas pourquoi celui qui a péniblement acquis son pain, serait blâmé d'y avoir recours, après avoir accompli sa tâche journalière.

Du reste, il faut que la bière soit bonne. Il faut surtout qu'elle ne soit pas trop nouvelle, trop riche ou trop pauvre en drèche, trouble ou acide, épaisse et mucilagineuse. Elle doit ne point causer de coliques, ni d'affections des voies urinaires, ne pas charger l'estomac, ne point alourdir la tête. On conçoit d'ailleurs qu'elle ne doit renfermer rien d'étranger, et notamment aucune substance narcotique. Le houblon est un aromate qui flatte l'estomac, et dont l'absence ne saurait coïncider avec une bonne qualité de bière; cependant la bière blanche, faite avec soin, n'en contient pas, ce qui ne l'empêche point d'être agréable et rafraîchissante, sans nuire à la santé, du moins à ce qu'enseigne l'expérience.

Enfin l'eau-de-vie est la grande pierre d'achoppement. Les anciens ne la connaissaient pas, et longtemps encore après qu'on eut appris à la préparer, elle ne passa que pour une drogue pharmaceutique, jusqu'à ce que quelques bons effets produits aussi par elle sur des hommes en santé, et parmi lesquels, comme le dit Frank, certaines gens comptent la perte de leur raison, en rendirent l'usage général. L'esprit de spéculation ne tarda pas à s'emparer de cette branche d'industrie : on se mit à faire de l'eau-de-vie, non-seulement avec diverses céréales, et avec des fruits de toute espèce, mais encore avec des pommes de terre, ce qui permit de la livrer à si bas prix, que l'homme le moins favorisé de la fortune peut s'en procurer pour se rendre plus dispos au travail, s'égayer et s'enivrer. Ah! dit-on, elle flatte le goût et donne du courage, et c'est assurément une belle invention que celle qui permet de se procurer avec quelques sous du courage, en buvant! Le prix peu élevé de l'eau-de-vie est la principale cause de la consommation énorme qu'en font les gens du peuple, et qui va chaque jour en croissant.

C'est dans les pays septentrionaux qu'on boit le plus d'eau-de-vie, ce qu'il faut attribuer en partie à l'influence du climat, en partie aussi à ce que le vin est inconnu dans le nord. Berlin comptait, en 1822, quinze cent vingt débitans d'eau-de-vie. « Or, dit M. Casper (1), comme le cadastre porte le nombre des maisons de cette ville à six mille cinq cent quarante, il suit de là qu'on vend de l'eau-de-vie dans près d'un quart des habitations particulières! » Si l'on répartit ce nombre de débits parmi les habitans de Berlin, on arrive d'un autre côté à un résultat non moins affligeant. « Un recensement officiel, comprenant les militaires, portait la population de cette capitale, en 1822, à cent quatre-vingt-dix-neuf mille deux cent quatre-vingt-trois âmes. Chaque débit d'eau-de-vie a donc chez nous un public de cent trente personnes. Si l'on déduit de ce nombre les habitans de première et de seconde classe, les enfans, les malades, etc., qui ne fréquentent point les cabarets, on sera certainement surpris de l'exiguïté du public qui suffit pour entretenir un débit d'eau-de-vie; et comme les possesseurs de ces établissemens jouissent pour la plupart d'une certaine aisance, on ne le sera pas moins de la somme considérable que les basses classes dissipent en achat de liqueurs fortes. » Colqhoun, dans son ouvrage sur la police de Londres, porte le nombre des tavernes privilégiées de cette ville à cinq mille deux cent quarante (il y a déjà trente-sept ans!), et prouve que la classe laborieuse dépense annuellement plus de trois millions de livres sterling, en bière et en liqueurs fortes. La

---

(1) *Beitræge zur medizinischen Statistik und Staatsarzneikunde.* Berlin, 1825, p. 76.

proportion est plus favorable à Paris, quoique, d'après M. Châteauneuf, la consommation d'eau-de-vie y croisse d'année en année, tandis que celle du vin diminue proportionnellement (1) : en 1809, on n'y but que vingt mille hectolitres d'eau-de-vie, dont le nombre était déjà porté à quatre-vingt-mille en 1827. M. Casper rapporte, d'après les *Recherches statistiques sur la ville de Paris*, publiées en 1821 et 1822 par le comte de Chabrol, préfet de la Seine, qu'il y avait alors dans cette capitale deux mille trois cent trente-trois marchands de vin et quatre cent seize débitans d'eau-de-vie. Si l'on répartit ce total de deux mille sept cent quarante-neuf boutiques dans lesquelles on vend des liqueurs enivrantes entre les vingt-quatre mille cent soixante-et-une maisons que Paris possédait à cette époque, on trouve un débit pour neuf maisons, et pour chacun d'eux un public double de celui de Berlin, c'est-à-dire de deux cent soixante personnes, puisque la population s'élevait à sept cent quatorze mille âmes. La consommation de l'eau-de-vie est énorme en Suède, d'après une brochure qui a paru dans ces derniers temps (2), et qui nous apprend que, sur une population de trois millions d'âmes, on compte cent soixante-dix mille distilleries, qui produisent annuellement cent quatre-vingt milliers de *quarters* (3), en sorte que la part

(1) *Recherches sur les consommations de la ville de Paris*, première partie.

(2) *Zeitung des Vereins fuer Heilkunde*, 1837, n° 31.

(3) Le *quater* de Suède équivaut à 0,32717 litre.

de chaque habitant s'élève, terme moyen, à soixante *quarters*, et que le tout coûte par année quatre-vingt-dix-sept millions et demi d'écus de Prusse! Nous sommes informés tout récemment que la consommation de l'eau-de-vie a subi, depuis plusieurs années, un accroissement tel, dans beaucoup de contrées de la Hesse supérieure, que non-seulement un grand nombre de familles, mais même des communes entières, sont menacées d'une démoralisation complète, ou d'une ruine totale, si le même état de chose persiste. L'oubli des devoirs religieux, le mépris des mœurs publiques et privées et l'appauvrissement d'une foule de familles sont les suites inévitables de cette passion croissante pour l'eau-de-vie. Les débits de liqueurs fortes se multiplient d'année en année, et prospèrent. D'interminables procès, des expropriations sans nombre, des disputes sanglantes, et souvent même des meurtres, se voient partout, et ils ont déterminé la formation, à Laubach, d'une société de tempérance, dont le but est de combattre le fléau de l'ivrognerie par tous les moyens possibles. Le docteur Lehmann dit (1), en parlant de Berne : « Le goût de l'eau-de-vie s'est surtout répandu dans nos contrées depuis les mauvaises années qui ont élevé le vin à un prix où il est resté ensuite, cause à laquelle il faut joindre l'influence des hommes rentrés du service étranger, notamment en Russie et en Hollande, d'où ils ont rapporté le goût des liqueurs

(1) *Loc. cit.* p. 11.

fortes, et celle des nombreux ouvriers répandus dans le pays. Depuis lors, le bon marché du blé et des pommes de terre et le perfectionnement des moyens d'extraction ont fait prendre plus d'extension encore au mal, à la propagation duquel contribuent chaque jour de nouvelles causes, parmi lesquelles il faut ranger l'abaissement du droit sur les eaux-de-vie, pendant que les vins sont demeurés frappés d'une taxe assez forte, et quelques autres mesures administratives dont le résultat a été que la consommation s'est trouvée presque quadruplée depuis quatre ans. » Le même écrivain ajoute : « Si la passion de l'eau-de-vie n'était déjà pas rare au quinzième siècle, du moins n'existait-elle pas généralement chez nous, où les villageois surtout vivaient avec simplicité et tempérance, sans connaître cette liqueur forte, dont ils se gorgent aujourd'hui (1). » Sans doute l'abus de l'eau-de-vie est plus considérable encore dans des pays où l'on fabrique et boit de la bière moins bonne que celle de Berne; mais je citerai aussi le mien, où le goût de cette liqueur est déjà général, et ne fait que croître chaque jour, quoiqu'on y fasse et qu'on y boive beaucoup de bière. Les choses en sont venues à tel point, dans quelques campagnes, que non-seulement les gens des dernières classes du peuple s'abreuvent d'eau-de-vie, mais encore tout le monde en boit, depuis la plus haute classe jusqu'au mendiant. Il a été tenu dans un village, sous la présidence du

(1) *Ibid.* p. 12.

magistrat supérieur, une séance du conseil municipal, à laquelle assistait un maire du voisinage ; sur la table se trouvait une cruche, en apparence pleine d'eau, qui circulait de temps en temps parmi les membres du conseil, ce qui ne surprenait pas parce qu'on était en été : le maire étranger demanda aussi le vase, qui lui fut passé après quelque hésitation : il en but une gorgée, et le présenta ensuite au magistrat, pour qu'il pût se convaincre des excellentes qualités de l'eau du pays. Quelle fut la surprise de ce dernier, en reconnaissant que la cruche était pleine d'eau-de-vie! Il n'y a pas long-temps que le docteur Wœrz, à Kisslegg, dans la Haute-Souabe (1), a élevé les mêmes plaintes sur l'excessive consommation de l'eau-de-vie. A Kisslegg, petite ville de dix-huit à dix-neuf cents âmes, on compte vingt-six distilleries d'eau-de-vie de pomme de terre, de sorte que, sur quinze pères de famille, il s'en trouve un qui fabrique cette liqueur; mais le commerce de détail doit procurer encore beaucoup d'eau-de-vie, et il y ae aucoup de personnes qui en boivent une à quatre *schoppen* par jour.

Nous avons vu précédemment qu'en raison de la concentration de l'alcool qu'elle contient, l'eau-de-vie exerce, sur les organes digestifs, et de là sur l'organisme entier, une action beaucoup plus nuisible que celle du vin, du cidre et de la bière. Nul doute,

---

(1) *Mediz. Correspondenzblatt des Wurtemb. aerztlichen Vereins*, t. 7. n° 10.

par conséquent, qu'elle ne soit fort inférieure à ces boissons, sous le point de vue diététique. Mais la question est de savoir si le pauvre journalier qui, *dans l'état actuel des choses*, manque des moyens nécessaires pour se procurer du vin, de la bière ou du cidre, ne peut pas recourir à une gorgée d'eau-de-vie pour se réchauffer, se ranimer, s'égayer un peu, ou du moins étourdir sa faim. Ce problème mérite toute l'attention de ceux qui, par un excès de zèle pour le bien physique et moral de leurs frères, voudraient que l'eau-de-vie fût bannie *sur-le-champ* du régime des gens du peuple, et reléguée dans les pharmacies. Je ne puis m'empêcher de citer ici les paroles de Frank. « Que l'eau-de-vie, telle qu'on la prépare pour la consommation journalière, soit, quand on en use avec modération, un moyen non-seulement incapable de nuire, mais encore propre à échauffer l'estomac et les intestins, à favoriser la circulation et à restaurer, chez les gens du peuple, dans les pays froids, chez l'homme de guerre qui passe les nuits au bivouac, légèrement vêtu, chez le pauvre journalier dont nul spiritueux, aucune épice ne relève la grossière nourriture, et qui n'a, pour étancher sa soif, qu'une mauvaise eau, que l'excès du travail fait bientôt ruisseler en sueur sur son dos, c'est ce que nul médecin instruit des fatigues sous le fardeau desquelles gémissent les basses classes, ne peut nier, sans s'exposer à encourir le reproche d'opposition systématique. »

Frank parle de l'homme du peuple qui habite les pays froids, et je dois revenir sur un point qui a déjà été effleuré dans une autre section de ce travail, sur un préjugé assez généralement répandu, d'après lequel les boissons spiritueuses seraient faciles à supporter et plus nécessaires sous l'influence de la chaleur que sous celle du froid. On sait que les habitans des contrées chaudes usent en général moins de ces boissons que ceux des climats froids, et que les hommes du nord qui voyagent dans les premières de ces régions paient souvent de leur santé et de leur vie, l'habitude d'y boire autant ou même plus qu'il ne le faisaient dans leur patrie. Macnish assure que la mortalité qui règne parmi les Européens, aux Indes-Orientales, tient en grande partie à ce qu'ils font usage de vins généreux, tandis que les naturels du pays boivent uniquement de l'eau de riz. Les liqueurs fortes exercent d'affreux ravages parmi les troupes que les Anglais entretiennent dans les pays chauds. Je puis attester, dit Moseley, que ceux qui ne boivent que de l'eau se ressentent fort peu de l'influence du climat.

Sous les tropiques, la sécrétion biliaire commence par devenir plus active chez les Européens nouvellement débarqués; mais peu-à-peu elle se ralentit et languit. La même chose arrive aux buveurs. Le foie redouble d'abord d'action chez eux, parce que sa sécrétion est un moyen que la nature emploie pour se débarrasser du carbone et de l'hydrogène en excès; mais plus tard son action baisse et devient languissante. Les maladies des Européens dans les contrées tropicales et celles des buveurs ont ensemble une grande analogie. La chaleur et l'abus des liqueurs fortes sont des influences morbifiques correspondantes, qui, lorsqu'elles coïncident l'une avec l'autre, affectent et ruinent l'organisme bien plus sûrement encore que quand elles agissent d'une manière isolée (1). C'est sans doute une circonstance qui démontre clairement que les habitans des pays froids doivent éviter l'excès des boissons spiritueuses, durant la saison chaude surtout. Déjà Hippocrate dit qu'il faut s'abstenir du vin en été, ou du moins ne le boire que trempé d'eau. Les boissons qui conviennent le mieux aux travailleurs, pendant les jours chauds de l'année, sont les liqueurs alcooliques faibles et contenant beaucoup d'acide. Dans le pays que j'habite, les paysans préparent un tonneau de piquette au temps des vendanges, et je puis assurer qu'ils s'en trouvent très bien. Dans les contrées septentrionales, on consomme beaucoup d'eau-de-vie, sans qu'elle y entraîne les mêmes inconvéniens que dans les climats chauds; car autrement on ne concevrait pas comment la population ne serait pas depuis long-temps éteinte en Sibérie, par exemple, où chaque maison prépare une provision considérable d'eau-de-vie avec du lait de jument, et où cette liqueur passe pour la chose du monde la plus indispensable. A la vérité, quand le froid est trop grand, l'eau-de-vie agit rapidement, parce qu'alors l'accumulation du sang dans les organes extérieurs, notam-

(1) *Comp. Casper, Ueberdie Nature und Behandlung der Krankheidar der Tropenlaendern*, t. 1. p. 31. t. II. p. 615.

ment dans le cerveau, favorise l'action de l'alcool, qui porte également d'une manière immédiate sur le sang.

Dès les temps les plus reculés, les législateurs et les philanthropes se sont élevés contre l'abus des boissons spiritueuses, et ont essayé de le combattre. Ils ont cherché à atteindre leur but en répandant l'instruction, en donnant l'exemple de la tempérance, en éveillant le sentiment de la peur par l'exposé des conséquences physiques et morales qu'entraîne cet abus, en établissant des peines contre l'ivrognerie, enfin en frappant des impôts sur les boissons, et prenant diverses autres mesures pour en restreindre la consommation.

En Chine, les vignes furent arrachées de bonne heure. Chez les Mahométans, le Coran interdit l'usage du vin. « Croyans, dit Mahomet, le vin et les jeux de hasard sont une abominable invention de Satan : prenez bien garde d'oublier Dieu, car le démon se servirait du vin et du jeu pour allumer en vous le feu de l'impureté et vous détourner de l'adoration et de la prière! » La punition des Musulmans qui transgressaient la défense de boire du vin, consistait en quarante coups de bâton pour l'homme libre et quatre-vingt pour l'esclave. Mais il fallait que le fait fût attesté devant le juge, par deux témoins et par l'odeur de l'haleine du coupable. On prétend même qu'un célèbre iman avait exigé, pour pouvoir être convaincu, que celui-ci fût incapable de distinguer un homme d'une femme et le ciel de la terre. On sait que plusieurs sultans ont bu du vin malgré le Coran, et se sont adonnés à l'ivrognerie proprement dite : telles furent Bajazet Ier et Bajazet II. Soliman Ier ordonna que du plomb fondu serait coulé dans la bouche des buveurs. Son fils, Selim II, abolit cette barbare punition, ce qui lui valut le surnom d'ivrogne. Le grand-seigneur actuel aime le champagne, et il ne transpire plus rien de la sévérité des lois contre les buveurs de vin, dans l'empire du Croissant.

Les anciens Grecs et Romains ne mépri saient pas seulement les gens livrés à la boisson : ils punissaient aussi l'ivresse des peines les plus dures. Les hommes ne pouvaient pas boire de vin avant leur mariage, et il était absolument interdit aux femmes. Cette interdiction était si sévère, chez les Romains, que l'époux ou les parens avaient le droit de mettre à mort toute femme qui la violait. C'est de là, dit-on, que venait l'habitude de se saluer par un baiser, parce que c'était en effet le moyen de reconnaître aisément l'odeur du vin. Un certain Metellus usa même du privilège de la loi, parce que sa femme avait bu du vin, et personne ne trouva qu'il eût agi d'une manière irrégulière (1). Les écrivains représentaient l'ivresse comme un vice déshonorant : ils employaient les plus sombres couleurs pour en peindre les suites physiques et morales (2). Les Spartiates

(1) Frank, *loc. cit.* p. 142.

(2) V. par exemple Senèque, *Epist.* 95. Xenophon, *Cyropædia*, liv. 1.

enivraient leurs esclaves, et les faisaient ensuite marcher en chancelant sous les yeux des jeunes gens, comme exemple propre à détourner ceux-ci d'un vice aussi horrible. L'ivresse était surtout sévèrement interdite aux juges et aux fonctionnaires de l'état. Une loi de Solon prononçait la peine de mort contre les archontes qui se montraient ivres en public. Le sage Salomon s'exprime en ces termes : *Noli regibus, o Samuel, noli regibus dare vinum : quia nullum secretum est ubi regnat ebrietas : et ne forte bibant et obliviscantur judiciorum, et mutent causam filiorum pauperis* (1). Trotter dit avec raison que l'ivresse est plus nuisible et plus dangereuse encore chez les médecins. Malheureusement il n'est pas fort rare que des médecins et des chirurgiens, parmi ceux qu'on nomme les vieux praticiens, boivent un petit coup, comme les charretiers, dans toutes les auberges devant lesquelles ils passent, et n'épargnent pas non plus les libations chez eux, de sorte qu'on est à-peu-près certain de les trouver ivres dans la soirée (2). Il peut se faire que la témérité d'un médecin qui a perdu la raison ne coûte pas toujours la vie à ses malades; mais il est révoltant d'entendre dire que tel ou tel praticien n'a jamais donné de meilleurs conseils, ou, pour employer l'expression reçue, n'a jamais écrit de recettes plus efficaces que quand il était ivre. Un médecin

---

(1) *Proverb.* c. 31. n° 4. et 5.

(2) Il faut se rappeler que l'auteur de ce mémoire est Allemand : ce qu'il dit ici n'est presque jamais applicable aux praticiens français.

ivre est le plus dangereux des hommes : il l'est beaucoup plus qu'un charlatan, car celui-ci n'emploie qu'un petit nombre de moyens, tandis que la matière médicale entière, avec tous ses agens, dont les propriétés énergiques demandent à être appliquées avec tant de circonspection, après de mûres réflexions sur toutes les circonstances de la maladie, tourne comme une meule de moulin dans la tête de l'autre. Une punition double devrait atteindre le médecin et le chirurgien qui s'enivrent, comme le serviteur qui sait la volonté de son maître et ne l'exécute pas, parce qu'ils connaissent les conséquences prochaines et éloignées de l'abus des boissons spiritueuses, et qu'ils sont appelés à prémunir les autres hommes contre les dangers de cet abus.

Ce qui prouve que, jusqu'aux temps les plus rapprochés de nous, les gouvernemens des pays dans lesquels le vice de l'ivrognerie est répandu, ont donné de l'attention aux maux qui découlent de ce vice, c'est qu'il existe à cet égard diverses ordonnances, auxquelles il manque seulement la sévérité nécessaire en pareil cas. L'empereur Maximilien Ier publia, en 1500, un rescrit qui défendait les associations pour boire, et qu'il renouvela aux diètes de Trèves et de Cologne. Des ordonnances analogues furent rendues par Charles V, Maximilien II et Rodolphe. Les ecclésiastiques reçurent l'ordre d'employer la prédication pour détourner le peuple des excès dans la boisson. L'ordonnance de 1577 (tit. 8) s'élève avec force contre ces excès, dans l'intérêt de la morale et de la sûreté publiques, et veut qu'ils soient réprimés, sans cependant fixer de peine. Mais, quelque mûrement que ces lois de l'empire eussent été méditées, elles furent peu observées, et les membres de la diète s'adonnaient tellement, même pendant la durée du congrès, à l'ivresse, qu'ils regardaient comme une chose honorable, que Ferdinand Ier se vit obligé d'adresser l'admonition suivante aux députés. « Souvenez-vous bien que vous n'êtes pas réunis pour boire et manger, mais pour vous occuper des affaires publiques de l'empire : fuyez donc de toutes vos forces l'intempérance, qui détruit le corps et l'âme, et remplissez votre mission ». (1)

Des mesures analogues ont été prises dans l'Électorat de Saxe, dans le Margraviat de Brandebourg, à Strasbourg et dans le duché de Wurtemberg. Une ordonnance, datée de 1567, prononce une amende d'un florin, non-seulement contre ceux qui boiront trop, ou exciteront les autres à boire, mais même contre ceux qui resteront paisibles spectateurs d'excès sans employer les représentations, ou, si elles sont inutiles, sans dénoncer les coupables aux magistrats. La même peine atteignait les aubergistes ou autres marchands qui permettraient qu'on s'enivrât dans leurs établissemens. Lorsque le délinquant ne pouvait acquitter l'amende, sans nuire à sa femme et à ses enfans, il devait être puni de la prison, au pain et à l'eau, pendant deux jours et deux nuits. (2)

(1) Friedrich, *Systematisches Handbuch der gerichtlichen Physiologie*, Leipzick, 1835, p. 766.

(2) *Wurtembergische Landesordnung*. tit. 99. 128.

Mais il ne paraît pas que, même dans le Wurtemberg, on se soit fort empressé de renoncer à la boisson; car, dès l'année 1620, parut un rescrit général qui enjoignit aux magistrats de mettre en vigueur les dispositions de l'ordonnance précédente, et de punir ceux qui y contreviendraient : car, est-il dit, d'effrayans exemples prouvent tous les jours que les habitans ne sont point guéris du malheureux vice de l'ivrognerie, dont les suites, injures graves, voies de fait, meurtres même, les obligent de s'expatrier, ou les exposent à de graves procès, et souvent font des veuves et des orphelins, tant du côté des victimes, que de celui des coupables. (1)

En 1718, un édit spécial fut rendu, dans la Prusse, contre les ivrognes. Le pape Innocent III fulmina les peines les plus graves contre les ecclésiastiques qui s'enivreraient, et les déclara déchus de leurs fonctions et de leurs bénéfices.

Mais, ce que surtout on aperçut bientôt, c'est la corruption qui vient de l'eau-de-vie, et l'on tenta de la combattre, soit en interdisant le débit de cette liqueur, soit en la chargeant d'impôts. Cependant, la consommation n'en était pas assurément aussi forte qu'aujourd'hui, la possibilité d'en tirer des pommes de terre l'ayant réduite à un prix des plus modiques, et en ayant rendu la fabrication une branche d'industrie généralement répandue. En 1524, peu de temps après la promulgation de l'ordonnance dont

(1) *Wurtemberg. Landrecht*, 1679, p. 343.

j'ai parlé plus haut, le margrave de Hesse, Philippe, interdit la vente de l'eau-de-vie. En 1582, cette liqueur fut défendue à Francfort-sur-le-Mein, parce que les barbiers avaient démontré qu'elle était une des causes de l'accroissement notable qu'on remarquait alors dans la mortalité. La même défense fut reproduite en 1605, et pour la même cause. Frank rapporte que la diète de Souabe, en 1652, défendit tout débit d'eau-de-vie de fruit, et qu'en 1695 les états d'Osnabruck se plaignirent de ce que la fabrication excessive de l'eau-de-vie détruisait les forêts, haussait le prix du bois, privait le pauvre du grain nécessaire à sa nourriture, et ruinait l'esprit ainsi que la santé, motifs en raison desquels ils demandaient que des bornes fussent imposées à la préparation et à la vente de cette liqueur. Mais ce qu'il y a surtout de remarquable, c'est un édit du duc de Brunswick, en 1691, ainsi conçu : « Étant devenu notoire que les gens du peuple emploient l'eau-de-vie, non plus comme médicament, et pour faciliter la digestion, but proprement dit dans lequel elle a été inventée et prescrite, mais comme boisson journalière, c'est-à-dire comme instrument et moyen d'intempérance, et que ceux qui s'adonnent à ce genre de vie meurtrier finissent par perdre leur santé, leur esprit, leur raison et leur fortune, il est ordonné :

« 1° Que, dans aucune des maisons et boutiques où l'on débite de l'eau-de-vie, pharmacies, cabarets ou autres, quiconque y entre pour boire de cette liqueur ne recevra pas, par jour, pour plus d'un bon gros d'eau-de-vie du Rhin ou de France, ou d'un mariengros d'eau-de-vie de grain, et qu'il n'y sera souffert aucune réunion de buveurs.

« 2° S'enivrer d'eau-de-vie est défendu, sous des peines sérieuses et irrémissibles.

« 3° Les débitans qui contreviendront à cette ordonnance seront punis chaque fois d'une amende de vingt écus (1), dont un quart reviendra au dénonciateur.

« 4° Il est défendu de vendre de l'eau-de-vie à crédit, sous peine d'un écu d'amende.

« 5° Les magistrats feront visiter avec soin les débits d'eau-de-vie, pendant la soirée surtout. »

Cette ordonnance fut confirmée, en 1736, par un édit du roi Georges II, contenant, en outre, les dispositions suivantes :

1° L'ivresse d'eau-de-vie sera sévèrement punie d'un emprisonnement de trois jours, au pain et à l'eau. Si le délinquant ne se corrige pas ensuite, le vice sera considéré au criminel, et on infligera la peine des travaux forcés, avec ou sans réclusion.

2° Nulle excuse ne sera admise pour les crimes commis pendant cette ivresse, et qui seront punis comme s'ils eussent été accomplis à jeun.

3° Les gens ivres seront enlevés des rues, etc., et punis comme il vient d'être dit. On veillera à ce qu'il ne soit point abusé de l'eau-de-vie dans les mariages, les baptêmes, etc.

---

(1) L'écu vaut 3 fr. 60.

Frédéric-le-Grand ne distribuait pas d'eau-de-vie aux grands et beaux soldats d'élite qu'il entretenait à Postdam (1); mais probablement il n'agissait plus ainsi en campagne, les gens de guerre ayant alors à supporter de fréquentes privations, des marches épuisantes et l'action du froid.

A Londres, le nombre des naissances diminua tellement en 1726, que l'autorité fit une enquête sur les causes de cette dépopulation, qu'on crut devoir attribuer à l'eau-de-vie. Cette liqueur fut alors frappée de nouveaux impôts, mesure dont on a réellement remarqué de bons effets depuis 1758. (2)

Ces lois et autres analogues contre l'ivresse subsistent encore aujourd'hui dans quelques pays; mais fréquemment elles ne sont point observées d'une manière assez rigoureuse. Dans le Wurtemberg, par exemple, la police continue d'appliquer la peine aux gens ivres; mais elle ne punit plus ceux qui excitent à boire. Les personnes qui s'enivrent le dimanche sont, d'après une loi du 4 juin 1727, encore en vigueur aujourd'hui, punies, outre l'amende prononcée par l'ordonnance ancienne, d'une autre amende spéciale, qui est versée dans la caisse des pauvres. Ici se range aussi la défense de rester dans les auberges après dix heures du soir, ordonnance dont un rescrit royal de 1817 punit la contravention d'une amende (3). Le code militaire du Wurtemberg,

(1) Sussmilch, *Gœttliche Ordnung*. t. I. ch. 13. §. 270.
(2) Frank, loc. cit. p. 241.
(3) *Regierungsblatt*, 1817, n° 26. p. 186.

pour l'année 1818 (1), contient les dispositions suivantes :

1° L'ivresse, tant qu'elle n'est pas devenue un vice d'habitude, est punie de la prison au pain et à l'eau, et quand elle arrive pendant le service, ou qu'elle rend incapable du service, du cachot, ou, suivant les circonstances, d'une réclusion qui peut s'étendre jusqu'à un an.

2° Celui qui est tellement adonné à l'ivrognerie que tous les moyens employés pour le corriger demeurent sans résultat, doit être condamné à la réclusion pendant une année. Si, à l'expiration de la peine, il retombe dans le même vice, il subira la détention pour tout le temps qui lui reste encore à passer au service, et, s'il a moins de deux ans à faire, pour deux années entières.

3° Un officier qui s'adonne à la boisson, et sur lequel les moyens de correction demeurent sans effet, doit être réformé. S'il s'enivre pendant le service, ou que l'ivresse le rende incapable d'un service pour lequel il a été commandé, il sera puni, en temps de paix, par son renvoi du corps, en temps de guerre, par la perte de son grade, sous la réserve d'une plus forte peine, dans le cas où il résulterait de là des inconvéniens graves pour le service.

4° Dans le cas d'infractions, même capitales, au service, la punition portée par la loi ne sera point écartée pour cause d'ivresse, et nul adoucissement ne

(1) Ibid. 1818. n° 69. art. 115-118.

pourra être alors apporté à la peine que par la voie du recours en grâce.

Si le vice de l'ivrognerie dure depuis long-temps, ou s'il a entraîné la dissipation de la fortune, on le considère comme un délit du ressort de la police, qui entraîne une peine correctionnelle dont la durée est portée peu-à-peu jusqu'à trois mois, et qui, en cas de récidive ultérieure, est même puni des travaux forcés dans une maison de réclusion. En général, à chaque récidive, les tribunaux ajoutent un mois de plus à la peine précédente.

En Suède, les lois contre l'ivresse sont exécutées avec sévérité. Quiconque se montre ivre est condamné à payer la première fois trois écus, la seconde six, la troisième et la quatrième, une somme plus forte encore, perd son droit d'électeur, et ne peut point être nommé représentant; de plus, il est admonesté publiquement dans l'église le dimanche suivant. La cinquième fois, on le renferme dans une maison de correction, et, la sixième, cette réclusion dure un an. Quiconque entraîne un autre à s'enivrer est passible d'une amende de trois écus, qui se double, si la personne est mineure. Une moitié de cette amende revient au dénonciateur, et l'autre aux pauvres. Celui qui ne peut l'acquitter est obligé de payer la valeur en travail. Ces dispositions de la loi sont, deux fois par an, annoncées en chaire par les ecclésiastiques, et chaque aubergiste est tenu de les avoir placardées dans sa maison.

Aux États-Unis, dans l'état de New-York, les propriétés des ivrognes sont, comme celles des aliénés, placées sous la surveillance publique. (1)

Quelques chefs de peuplades indiennes du nord de l'Amérique s'aperçurent enfin que l'eau-de-vie qu'ils recevaient des Européens, avait causé parmi eux les plus affreux ravages, et qu'elle agissait comme un poison, qui ne tarderait pas à les anéantir : aussi, en proscrivirent-ils l'usage. Un de leurs députés au congrès tint au président le remarquable discours suivant, dans sa langue maternelle : « Nous te demandons des charrues, ainsi que d'autres instrumens, et un ouvrier qui sache les raccommoder. Mais, père, tout ce que nous faisons sera inutile, si le grand conseil, aujourd'hui rassemblé, ne défend pas à qui que ce soit de vendre de l'eau-de-vie ou d'autres boissons spiritueuses à ses frères rouges. Père, l'introduction de ce poison est défendue dans nos campagnes, mais non dans nos villes, ou plus d'un de nos chasseurs en échange contre des pelleteries, même contre ses armes à feu et ses vêtemens, et revient nu au sein de sa famille. Tes enfans, père, ne manquent pas d'ardeur pour le travail, mais l'introduction de ce dangereux poison fait qu'ils sont pauvres. Ils n'ont pas autant d'empire sur eux-mêmes que leurs frères blancs. Quand ceux-ci sont venus pour la première fois dans notre pays, nos ancêtres étaient nombreux et heureux ; mais depuis qu'ils ont eu des relations avec le peuple blanc, et connu l'eau-de-vie, leur nombre et leur bonheur ont diminué. »

---

(1) Macnish, *loc. cit.* p. 73.

Le roi d'Otahiti, Pomare II, connu par sa conversion au christianisme, sa droiture et la sagesse avec laquelle il administra son petit état, avait défendu aux Anglais la vente de l'eau-de-vie à ses sujets, et cette mesure fut une de celles qui contribuèrent le plus à la prospérité des îles de la Société. Tout récemment, des spéculateurs anglais sont parvenus à faire lever l'interdit, et déjà la démoralisation fait chaque jour des progrès parmi le peuple, livré de nouveau à l'abus de cette boisson : les femmes surtout se réunissent en foule sur les vaisseaux anglais, s'enivrent du poison de l'Europe, et, dépouillées par lui de leur libre arbitre, se livrent au vice et à l'impudicité.

Les inquiétans progrès que l'abus des boissons spiritueuses a fait depuis un certain laps de temps, dans presque tous les pays, mais principalement aux États-Unis, ont donné lieu à l'établissement de sociétés, dites *de tempérance*. Ces sociétés ont paru d'abord dans l'Amérique-Septentrionale, mais il s'en est formé ensuite dans beaucoup d'autres pays. La première fut instituée à Boston en 1813 : elle défendit l'abus de l'eau-de-vie, mais elle en permit l'usage. Il résulta de là que la défense fut éludée sous différens prétextes, et que, durant une période de douze à treize ans, les efforts de la société n'aboutirent presque à rien. Au commencement de l'année 1826, plusieurs habitans influens de Boston se réunirent pour en fonder une autre, qui s'imposa le devoir de renoncer entièrement aux boissons spiritueuses. En 1828, on comptait déjà, aux Etats-Unis, deux cent vingt-deux sociétés de tempérance, ayant les mêmes statuts, et l'on peut porter à trente mille le nombre de ceux qui s'étaient engagés, pour eux et leurs familles, à s'abstenir de toute boisson alcoolique. Dès 1829, on remarqua une diminution considérable de la mortalité parmi les personnes âgées de moins de quarante ans. En 1831, on essaya pour la première fois, de supprimer l'usage des liqueurs fortes dans l'armée américaine. L'année suivante, déjà cinq cents vaisseaux sortirent des ports de la république sans avoir à bord aucune de ces liqueurs, et les compagnies d'assurance commencèrent dès-lors à baisser leurs primes d'environ cinq pour cent. Le secrétariat d'état du département de la marine rendit une ordonnance portant qu'à bord des vaisseaux de guerre, chaque matelot qui renoncerait à sa ration de grog, recevrait un dédommagement journalier: cette mesure eut un succès extraordinaire. Vers la fin de la même année, le ministre de la guerre ordonna que les troupes des États-Unis ne recevraient plus désormais de boissons spiritueuses, ni d'équivalent en numéraire, mais des distributions de sucre, de café et de riz. Pendant l'année suivante, les sociétés de tempérance établirent en principe que la fabrication et le commerce des boissons spiritueuses étaient contraires à la morale. En 1834, il se forma à Philadelphie, sous le nom d'Union de la tempérance des États-Unis, une association générale, dont le but est de mettre les différentes sociétés en harmonie les unes avec les autres. On se convainquit que les bâtimens dont l'équipage vivait d'après les principes de la température accomplissaient leur voyage d'une manière plus rapide et plus heureuse que ceux qui n'étaient point dans le même cas. En 1835, sur cent quatre-vingt-six vaisseaux qui furent expédiés de New-Belfort, pour la pêche de la baleine, cent soixante-huit ne prirent point de liqueurs spiritueuses à bord, et les compagnies d'assurance de Boston et de New-York réduisirent de cinq pour cent la prime de ces derniers. Cette même année, deux millions d'Américains avaient renoncé à l'usage des liqueurs fortes, quatre mille distilleries étaient éteintes, huit mille marchands avaient quitté le commerce des boissons spiritueuses, plus de douze cents capitaines de vaisseaux n'en prenaient plus à bord, et plus de douze mille ivrognes avaient renoncé à boire.

La première société de tempérance en Europe fut établie en 1829, à New-Ross, dans l'Irlande, et d'autres se constituèrent bientôt, tant en Irlande qu'en Ecosse. En 1830, il s'en forma aussi en Suède, en Finlande et sur quelques points de la Russie. Au mois de mai 1831, fut fondée celle de Londres, ayant pour président l'évêque de la ville. D'autres se sont élevées depuis dans les colonies anglaises.

Cette institution a trouvé également accès en Allemagne. Des sociétés de tempérance ont été établies dans le pays de Saxe-Weimar, à Genève et à Fribourg, en Suisse.

Partout, ces sociétés ont fait du bien; car, non-seulement la mortalité a diminué, mais encore les crimes sont devenus moins fréquens, et le goût du travail a reparu, ainsi que la tranquillité domestique, résultats qui ont été surtout bien sensibles en Ecosse.

Les sociétés de tempérance réussissent tant par l'exemple que donnent les membres qui en font partie, et leurs familles, qu'en répandant parmi le peuple des idées plus justes sur l'action et les inconvéniens des boissons spiritueuses. Elles remplissent ce dernier but par leurs agens et au moyen de la presse. Quant au premier moyen, elles choisissent, surtout parmi les ecclésiastiques, les gens de loi et les médecins, des personnes qui s'imposent le devoir de parler au peuple : les ecclésiastiques lui prêchent la tempérance du haut de la chaire. La société de New-York publie un écrit périodique, *Temperance recorder*, dont il se distribue deux cent cinquante mille exemplaires, nombre facile à expliquer quand on se rappelle que la population des seules villes de New-York et de Philadelphie s'élève à près d'un demi-million. La même société fait encore paraître d'autres publications périodiques, dont il s'est répandu plus de quatre millions et demi d'exemplaires en 1834. Des journaux analogues sont publiés aussi en Angleterre, en Ecosse, en Irlande, même au Cap de Bonne-Espérance, à Bombay, à Ceylan, à Calcutta : il en paraît un dans la Suède. En outre, les gazettes religieuses, politiques et médicales, contiennent beaucoup d'articles sur les effets des boissons spiritueuses et sur la tempérance. On répand même, dans les écoles, des ouvrages écrits sur ce sujet et mis à la portée des enfans.

Le conseil municipal de Græwenitz, dans le cercle de Wreschen, du grand-duché de Posen, a institué, parmi les maîtres d'école, une association ayant pour but d'employer la parole et l'exemple pour démontrer à la jeunesse les suites funestes qu'entraîne l'habitude de boire de l'eau-de-vie. Le nombre des enfans confiés aux soins de cette association était de treize cent quatre-vingt-quatre en mai 1837. Le gouvernement, de concert avec le clergé, cherche à la faire prospérer par tous les moyens possibles.

Les écrits populaires sur les inconvéniens que l'abus des boissons spiritueuses entraîne, eu égard au physique et au moral, ont toujours de l'utilité, et l'on doit distinguer dans le nombre celui que le célèbre Zschokke a publié en 1837, à Aarau, sous le titre de *Die Brantweinpest*. Mais l'exemple et l'instruction morale ont plus d'efficacité. Puissent ceux qui s'intéressent à la prospérité du genre humain, y contribuer de tout leur pouvoir, alors même qu'ils n'appartiendraient à aucune société de tempérance!

Les mesures législatives, que je regarde d'ailleurs comme essentielles, sont insuffisantes pour détruire l'intempérance et surtout l'abus de l'eau-de-vie. Zschokke s'exprime ainsi à cet égard : « Toutes les lois sont sans force pour extirper un mal qui a pris racine dans la vie du peuple : c'est du peuple lui-même que doit partir la réforme des mœurs, et nul gouvernement n'est assez puissant pour l'opérer. »

Il faut que la réforme et l'exemple partent de ceux qui sont placés haut dans la société : car les petits copient les grands, et le serviteur imite son maître. Il faut qu'on en arrive à ce qu'un homme ivre devienne un objet de mépris ou de compassion, tandis qu'aujourd'hui, dans beaucoup de réunions, surtout parmi les jeunes gens, on regarde encore comme un trait de bravoure de bien boire et de faire des folies pendant l'ivresse. L'usage du vin et de la bière paraît ne point être proscrit par les sociétés de tempérance des États-Unis et d'autres pays, quoique le fait ne soit point exprimé d'une manière formelle. Une telle défense serait effectivement trop rigoureuse pour pouvoir être respectée. J'ai prouvé que la nature humaine a, dans certaines circonstances, besoin de l'usage modéré d'une boisson spiritueuse. Je pense avec Gedike (1), que, s'il est bien vrai qu'une sévérité outrée mène au mensonge, l'abstinence absolue de ces liqueurs ne tarderait pas à exister plus sur le papier que dans la réalité. Il ne faut pas se rendre ridicule quand on veut accomplir quelque chose de grand. Même en ce qui concerne l'eau-de-vie, me fondant sur les motifs que j'ai allégués d'après Frank, je n'approuverais pas que tous les individus sans distinction en fussent brusquement sevrés d'une manière absolue, quoique d'ailleurs je sois bien persuadé qu'on en pourrait sur-le-champ diminuer de beaucoup la consommation, pour la réduire plus tard au minimum, et enfin la supprimer tout-à-fait quand elle aurait

(1) *Zeitung des Vereins fuer Heilkunde in Preussen*, 1837, n°. 31, 32.

été remplacée par quelque autre boisson spiritueuse de bonne qualité et peu dispendieuse, qui nuirait moins à l'économie.

Des sociétés de tempérance avec des statuts moins sévères, seraient sans doute utiles aussi chez nous; mais seules elles ne suffiraient pas pour déraciner le mal. Il faut que le gouvernement s'associe à leurs efforts. Dans l'état présent des choses, je regarde comme nécessaires les mesures suivantes.

1° L'ivresse doit être punie dès qu'elle a conduit à troubler l'ordre, à commettre des violences, etc., ou qu'elle est devenue un spectacle public. En tout autre cas, elle ne saurait être passible d'aucune peine: car si tous ceux qui, dans la pensée d'un agent de police, auraient un peu trop bu et ne suivraient pas leur chemin bien droit, pouvaient être considérés et punis comme ivres, il résulterait de là trop de bévues, d'arbitraire et d'injustices, pour que la loi ne parût pas ridicule ou tyrannique, ce qui la ferait tomber en discrédit. Lorsque j'étudiais à Tubingue, il s'y trouvait un commissaire de police qui sévissait avec rigueur contre l'ivresse, laquelle devint alors passible d'une amende. Si la surveillance exercée par la police sur le cerveau des élèves ne contribua guère à diminuer l'ivrognerie, elle eut pour effet de rendre les jeunes gens fort ingénieux à trouver les expédiens les plus singuliers pour motiver l'illégalité de leur séjour et de leur conduite dans les cabarets et sur le pavé public. Je m'en rappelle un, qui quitta fort tard la taverne, dans l'intention de regagner son logis et d'aller coucher; malheureusement pour lui il se trompa de chemin et parcourut plusieurs rues, en marchant sans doute d'un pas mal assuré. Un agent de police l'aperçut, et le dénonça comme s'étant enivré. Cité le lendemain au tribunal, il allégua qu'un affreux mal de dents ne lui ayant pas permis de dormir, il avait quitté son lit, pour aller se promener, dans l'espoir que la fraîcheur de la nuit lui procurerait du soulagement, mais que la douleur n'ayant fait qu'augmenter, il s'était mis, par désespoir, à courir de rue en rue. J'ignore si l'on ajouta foi à ce mensonge. Au reste, je n'entends point qu'on doive tolérer l'ivresse; mon opinion est, au contraire, qu'un homme ivre, quel qu'il puisse être, mérite punition dès que son état le porte à troubler la tranquillité publique et à commettre des désordres. Le Wurtemberg a des amendes contre les ivrognes, et il serait à desirer que cette peine fût appliquée plus souvent qu'elle ne l'est.

2° Comme c'est l'eau-de-vie qui nuit le plus, et que presque tous les ivrognes proprement dits sont des buveurs d'eau-de-vie, la police devrait porter spécialement son attention sur cette liqueur. Les réunions de buveurs d'eau-de-vie, dans des recoins soustraits aux regards du monde, doivent être d'autant moins tolérées, qu'elles sont la ruine de la raison, de la santé, de la fortune, et qu'il s'y commet dans l'ombre plus d'un acte révoltant. Quiconque a l'habitude de boire doit être considéré comme un homme qui ne veut point avoir sa raison, et qui ordinairement aussi en est dépourvu. En conséquence, il faut que cet homme soit placé sous la surveillance spéciale de la police, qu'à l'instar d'un mineur, il ne puisse ni garder sa fortune, ni contracter d'engagemens valables, ni témoigner devant les tribunaux, ni jouir du droit de voter dans les assemblées publiques, ni revêtir aucune charge de l'état, et, s'il en possède une, on doit l'en dépouiller, tant pour sa propre honte et punition, que dans l'intérêt et pour l'exemple de ses concitoyens. C'est le cas de mettre en vigueur une des dispositions précitées de la loi du Wurtemberg, dont on regrette que l'application soit faite si rarement, et seulement dans le cas où l'ivrogne, non content de détruire son esprit et sa santé, a porté atteinte aussi à sa fortune et réduit sa famille à la mendicité. Mais, afin qu'un homme que son intempérance aurait placé sous le coup de cette loi, pût rentrer dans les voies de l'honneur, il faudrait que ses droits lui fussent rendus publiquement dès qu'il se serait amendé d'une manière sérieuse et durable. Cette conduite servirait non-seulement à punir l'intempérance et à corriger l'individu qui par elle se serait lui-même exclu de la société civile, mais encore effraierait, par de salutaires exemples, ceux qui, sans être précisément ivrognes, sont sur le point de le devenir. L'état a le droit d'agir ainsi, et c'est même son devoir de le faire, dans l'intérêt de la dignité nationale, de la sûreté générale, de la santé publique et de l'humanité.

3° Il est d'usage, dans nos contrées, et dans beaucoup d'autres, que les maîtres donnent de l'eau-de-vie à leurs domestiques des deux sexes et de tout âge, surtout quand ils les laissent manquer des alimens nécessaires; car cette liqueur est à bas prix, elle engourdit la faim, et elle remonte les forces. La chose est déjà poussée si loin que les domestiques, les servantes, les journaliers et les compagnons se montrent de plus en plus exigeans eu égard à la quantité d'eau-de-vie, et que, quand on leur en refuse, ils ne travaillent point ou se retirent. Des mesures sévères devraient extirper cet abus; car il est la principale cause des progrès journaliers de la consommation d'eau-de-vie, parmi les basses classes du peuple.

4° Il faut veiller à ce que les buveurs ne puissent plus satisfaire leur passion aussi facilement qu'ils le font aujourd'hui, la moindre aumône que le pauvre arrache à la commisération publique suffisant pour lui donner les moyens de s'enivrer d'eau-de-vie, tant la concurrence dans la fabrication de cette liqueur et la quantité chaque jour croissante de pommes de terre qu'on y consacre, ont abaissé le prix d'une boisson d'ailleurs assez mauvaise pour être au-dessous de toute critique. Quelque desirable qu'il soit que l'homme du peuple puisse se procurer à bon marché une boisson qui ranime ses forces épuisées, ou lui permette d'oublier sa misère pendant une heure, il est fâcheux au plus haut degré que le prix soit abaissé au point qu'on puisse s'enivrer presque pour rien, sans compter que cette liqueur, si peu coûteuse, nuit beaucoup plus à la santé qu'une eau-de-vie de bonne qualité. Je pense donc qu'ici l'industrie devrait faire un sacrifice au bien physique et moral des hommes, et que les gouvernemens devraient veiller à ce qu'il ne se fabriquât que de bonne eau-de-vie, dont le prix serait naturellement beaucoup plus élevé. Il faudrait donc, comme le proposent Woerz et Lehmann, que la fabrication de l'eau-de-vie de pommes de terre fût totalement interdite. Ce serait un supplément à la défense d'employer des ustensiles de cuivre dans les distilleries, amélioration précieuse sans doute, mais qui ne prévient certainement pas autant de maux que le feraient la suppression des fabriques d'eau-de-vie de pommes de terre et l'obligation imposée aux industriels de ne verser que de la bonne eau-de-vie dans le commerce. A ce vœu se rattache celui que les gouvernemens concèdent moins facilement le droit de distiller, non pas pour diminuer la production, car un seul pourrait fort bien alors faire autant d'eau-de-vie que dix en fabriquaient par le passé, mais pour que le mode de préparation ne finît pas par se répandre à tel point, parmi le peuple, qu'il en vînt à considérer un alambic comme un meuble de ménage indispensable, ainsi qu'il arrive aujourd'hui en Sibérie (1). Jadis on se plaignait de ce que la fabrication de l'eau-de-vie renchérissait les grains, et en privait les pauvres : aujourd'hui le prix des céréales est si peu élevé qu'on ne peut point en vouloir au paysan de desirer qu'il hausse, et l'on n'aurait certainement aucune inquiétude à concevoir sous ce rapport, si les grains rentraient dans leur ancienne prérogative d'être employés à la préparation d'une bonne eau-de-vie.

---

(1) Woerz, dans *Mediz. Correspondenzblatt des Wurtemb. aerztcichen Vereins*. t. 7, n°. 10, p. 80. — Lippich, *loc. cit.* p. 44.

5° Ce qu'il y a surtout de funeste, c'est le colportage de d'eau-de-vie, puisqu'il fournit, non-seulement aux aubergistes, mais même à beaucoup de familles, le moyen de se procurer, d'une manière aussi peu dispendieuse que commode, la plus misérable de toutes les boissons. Pour payer l'eau-de-vie moins cher, on l'achète au colporteur, et on en prend alors davantage, parce que le prix baisse en raison de la qualité. Le colporteur revient, on le rappelle, et la bouteille qu'on garde chez soi se trouve vidée plus vite que si elle était chez le marchand et qu'on fût obligé de se déranger chaque fois qu'on en aurait besoin. On finit même par mettre le verre de côté, et puiser à la bouteille, et les gorgées qu'on avale, d'abord modestes, deviennent de plus en plus fortes. Je pense donc que le colportage de l'eau-de-vie devrait être frappé d'une interdiction absolue.

6° On ne devrait, dans aucune ville, accorder de licences pour l'établissement de débits consacrés à l'eau-de-vie seule; car c'est à proprement parler en ces lieux que se fait l'éducation des ivrognes. Les hommes et les femmes qui s'y rendent n'ont point à se gêner pour boire, débiter des sottises et se battre en manière de passe-temps. S'il se boit peu d'eau-de-vie dans les meilleures auberges de nos petites villes et de nos villages, il ne faut pas conclure de là que la consommation de cette liqueur soit faible, puisque les amateurs se réunissent dans des lieux particuliers. M. Casper regarde aussi les débits d'eau-de-vie comme des établissemens qui contribuent à propager de plus en plus l'ivrognerie chez le peuple et à le corrompre moralement. Serait-il donc hors du pouvoir de la police, dit-il, si de hautes considérations politiques défendent de faire peser des impôts trop lourds sur l'eau-de-vie, de supprimer au moins ces repaires, dans lesquels le peuple s'inocule le goût de la boisson, et avec lui une foule de maladies et de vices?

7° Pour restreindre la consommation de l'eau-de-vie, et finir par la ramener dans les limites du vrai besoin, il faut que les boissons spiritueuses moins nuisibles qu'elle à la santé, soient mieux surveillées par les agens de la police. Les gouvernemens doivent veiller à ce que l'homme du peuple puisse se procurer une boisson de bonne qualité et peu dispendieuse. C'est, je pense, de la préparation et du débit de la bière qu'il s'agit surtout ici : il faudrait que cette boisson ne payât qu'un léger impôt, que la police en fît de temps en temps constater la qualité par des préposés spéciaux, et qu'une taxe officielle en fixât le prix à un taux modéré. On dit que le professeur Balding, à Prague, vient de trouver les moyens de préparer avec les pommes de terre une bière excellente, forte et claire comme du vin. Cette découverte, si elle se confirme, pourrait imprimer une autre direction à l'industrie, et en même temps servir au salut d'une multitude d'individus, en substituant une bonne bière à la mauvaise eau-de-vie qu'ils boivent par pauvreté. La consommation de la bière augmente aujourd'hui partout, notamment dans le Wurtemberg; mais, ce qu'il y a de triste, c'est qu'au lieu de diminuer dans la même proportion, celle d'eau-de-vie fait, au contraire, de continuels progrès. Les caves des aubergistes et des brasseurs devraient être soumises à une surveillance sévère, non pas seulement, comme il a été fait jusqu'ici, pour assurer le paiement des droits, mais encore pour constater la qualité du liquide, afin d'empêcher, autant que possible, le débit des vins aigres, mal préparés, mucilagineux et mêlés d'alcool, des bières brunes, épaisses, troubles, mal brassées, ou imprégnées de substances narcotiques, enfin des bières blanches éventées et aigries. Il est déplorable de voir la bière qu'on rencontre dans beaucoup de petits villages, et qu'on serait réellement tenté de croire n'être qu'une simple décoction de paille d'avoine. L'état doit s'occuper non-seulement de faire rentrer les impôts, quelle qu'en soit la source, mais encore d'avoir des citoyens bien portans, aptes au travail, et qui puissent par conséquent acquitter les charges de la société, sans être réduits à la mendicité. Or, on n'obtient pas de tels hommes avec de l'eau-de-vie. L'un des plus importans problèmes de la police sanitaire est de procurer au peuple de bonnes boissons spiritueuses, qui, prises avec modération, ne nuisent pas plus ou moins à la santé, et qui inspirent rarement l'espèce de passion que fait presque toujours naître l'eau-de-vie.

§ VI. *L'ivrognerie envisagée sous le point de vue de la médecine légale.*

Les anciens Grecs jugeaient l'ivresse avec beaucoup de sévérité. Il paraît qu'elle n'était point admise chez eux comme motif d'excuse dans les actes illicites commis pendant sa durée. Néanmoins nous savons peu de choses à cet égard. Solon condamnait les archontes à mort pour cause d'ivresse. Pittacus établit une peine double pour les fautes commises par un homme ivre. A Sparte, l'ivresse était sévèrement punie, même au temps des Bacchanales.

Le droit romain ne contient aucune disposition générale à cet égard. Au temps des anciennes lois et des jugemens ordinaires (*judicia ordinaria*), quand les juges n'avaient à se prononcer que sur la culpabilité ou la non-culpabilité, comme aujourd'hui les jurés, on n'admettait pas de circonstances atténuantes, et par conséquent aussi l'ivresse n'était point considérée comme telle. Quand l'accusé avait été déclaré coupable, on lui appliquait la peine portée par la loi contre l'action qu'il avait commise : dans le cas contraire, il était absous. Plus tard, lorsque les jugemens extraordinaires (*judicia extraordinaria*) eurent été introduits, et que les juges ne furent plus si rigoureusement liés par la lettre de la loi, on fit à l'ivresse l'application de la distinction signalée dans le droit romain, savoir si l'action avait été commise *dolo malo*, c'est-à-dire avec intention de l'accomplir et de porter atteinte aux droits d'autrui, ou *ex animi impetu*, c'est-à-dire dans un état d'exaltation momentanée, sous l'influence d'une passion. Marcien cite expressément l'ivresse comme un exemple de l'*impetus animi*. La volonté illégale d'un homme complètement ivre était considérée non comme une volonté enracinée, réfléchie, mais comme une volonté passagère, momentanée, irréfléchie. Aussi les fautes commises par lui étaient-elles moins punies qu'elles n'avaient coutume de l'être quand ceux qui s'en rendaient coupables se trouvaient, au moment de l'action, dans un état qui leur permît d'en prévoir et calculer les suites, d'en apercevoir l'illégalité et les dangers. Les mêmes principes s'appliquaient au droit civil. Les hommes plongés dans une ivresse profonde étaient regardés comme des enfans, des idiots, des aliénés, ou des gens emportés par une violente colère : leurs fautes n'entraînaient aucune responsabilité.

On trouve des dispositions formelles à cet égard dans le droit canonique, qui, d'après le principe que les actions doivent être appréciées et punies en raison de la lucidité de la conscience de celui qui les commet, admet l'ivresse complète comme circonstance atténuante. (1)

Il en était de même dans la jurisprudence de l'empire. Un rescrit de 1495, dirigé contre les blasphémateurs, en fournit la preuve. Du reste, le principe que l'ivresse n'entraîne aucune responsabilité était déjà reconnu en Allemagne dès les temps les plus reculés. C'est au seizième siècle seulement qu'on commença à établir des distinctions relatives au mode et au degré de l'ivresse, ainsi qu'à l'état physique des

---

(1) *Nesciunt quid loquantur, qui nimio vino indulgent, jacent sepulti.* cap. 7, xv. qu. 1. Comp. Thibaut. *System. des Pandektenrechts* 7e édit. Iéna 1828. t. 1. §. 142.

hommes pris de boisson, même lorsqu'ils ne sont pas complètement ivres (*ebrius* et *ebriosus*). Peu-à-peu alors il fut admis: 1° que l'ivresse involontaire (celle, par exemple, que causent les vins mêlés avec des substances narcotiques) mettait à l'abri de toute punition, et qu'elle n'entraînait pas non plus de *culpa*: 2° que l'ivresse complète exemptait bien de la peine du *dolus*, mais ne garantissait pas de celle de la *culpa*: 3° que l'ivresse qui n'abolit point l'usage de la raison ne pouvait être alléguée ni comme excuse, ni comme circonstance atténuante; 4° que l'ivresse contractée volontairement pour commettre un crime, ne pouvait en aucun cas être considérée comme circonstance atténuante. Cette coutume s'est conservée dans l'Allemagne en général, jusqu'aux temps les plus rapprochés de nous. (1)

Les codes prussien et bavarois contiennent, sous ce rapport, des dispositions qui ne laissent pas de prise au doute, quoique l'ivresse n'y soit point relatée expressément comme circonstance atténuante. Les maximes de droit commun, à cet égard, ont été suivies jusqu'à présent dans le Wurtemberg (2). Dans un nouveau projet de code criminel pour ce dernier royaume, qui a paru naguère (3), il est dit : « Une action illicite n'est pas punissable quand elle a été

---

(1) Comp. Feuerbach, *Lehrbuch des gemeinen in Teutschland gultigen Rechts*. 10e édit. Giessen, 1828, §. 88, §. 97.

(2) V. Knapp, *Das Wurtemb. Criminalrecht*. Stuttgardt, 1828. p. 75.

(3) Stuttgardt et Tubingue, 1835. art. 91.

commise dans un état tel, que l'usage de la raison se trouvait aboli. Tels sont principalement la fureur, la folie générale et spéciale, l'idiotisme complet et l'aliénation totale *passagère* des sens ou de l'esprit. L'impunité cesse si le sujet s'est mis avec intention, *par la boisson* ou par d'autres moyens, dans un état d'aliénation passagère, afin d'accomplir alors un crime qu'il aurait prémédité de sang-froid ». On lit ailleurs (1) : « Eu égard au degré d'illégalité de la volonté, la responsabilité diminue principalement lorsque, par défaut d'instruction, par faiblesse naturelle d'esprit, ou *par effet de l'ivresse*, *en tant toutefois que celle-ci n'a point détruit complètement cette responsabilité, le sujet n'a pas aperçu toute l'étendue du danger et de la pénalité de son action.* » Il est dit, dans l'exposé des motifs allégués à l'appui des dispositions contenues dans ce projet de code (2) : « On a cru trouver de l'inconvénient à ce que l'ivresse fût expressément énoncée comme circonstance atténuante : à la vérité, on ne met point en question que l'ivresse involontaire puisse être, en quelques occasions, un motif de punir moins sévèrement le crime commis pendant sa durée ; mais on fait remarquer que ce serait paraître établir un privilège en faveur de l'ivresse, si on la citait spécialement comme circonstance atténuante, et qu'il n'est point nécessaire d'en agir ainsi, puisque, d'après les premiers mots de l'article, les circonstances atténuantes qui s'y trouvent énumé-

(1) *Ibid.* art. 104.
(2) P. 100, par rapport à l'art. 104.

rées doivent être considérées, non pas comme les seules, mais comme les principales auxquelles il faut avoir égard, et que par conséquent l'ivresse peut toujours être comprise parmi elles. On a ajouté que l'ivresse n'était appelée circonstance atténuante, ni dans les codes autrichien, prussien et bavarois, ni dans notre propre projet de code. Mais un état que l'expérience témoigne être si commun dans les cas de crimes commis, et surtout de crimes graves, doit d'autant moins être passé sous silence dans la loi, que celle-ci est écrite pour tous et non pas uniquement pour les juges les plus remplis de sagacité, puisque même le juge d'instruction qui a peu de talent, d'aptitude et d'expérience, doit connaître cette particularité influente sur l'adaptation de la peine, afin d'épuiser l'instruction sous ce rapport aussi, mais que précisément un tel juge, voyant la loi ne pas mentionner un état qui se présente si souvent, et qu'elle punit, en général, par une peine correctionnelle, ou, dans des circonstances particulières, par des peines graves, pourrait être amené à une manière de voir opposée, puisque enfin on ne peut pas plus trouver un privilège dans l'énonciation de l'ivresse parmi les circonstances atténuantes, que dans celui du défaut d'instruction. A peine est-il nécessaire d'ajouter encore ici que, s'il a été parlé précédemment de l'ivresse *involontaire*, c'est uniquement par opposition avec l'ivresse volontaire, avec celle dans laquelle un homme s'est plongé de propos délibéré, pour commettre plus facilement un crime qu'il aurait prémédité de sang-froid. »

Le projet de code pour les Pays-Bas, le code révisé de Bavière, celui de Zurich et de Lucerne s'accordent à admettre que la *complète ivresse volontaire* (ce qui est la même chose que *l'aliénation involontaire des sens et de l'esprit*, ou que l'*état passager d'involontaire aliénation des sens ou d'absence de la raison*) annulle tout-à-fait la responsabilité, ou adoucit la peine. Le projet hanovrien range l'ivresse, en général, parmi les circonstances atténuantes. Le code autrichien reconnaît l'ivresse contractée sans vue de commettre le crime comme motif d'annulation de la responsabilité, quoiqu'il n'établisse pas de distinction entre l'ivresse volontaire et l'ivresse involontaire. (1)

Des idées analogues, relativement à l'influence de l'ivresse sur la responsabilité, se sont répandues aussi en Italie et en Espagne, en Portugal, en Hollande et dans les Pays-Bas. En France, autrefois, l'ivresse n'était considérée, dans aucun cas, comme un motif d'alléger la peine ordinaire ou de ne point l'appliquer; la coutume à cet égard reposait sur une ordonnance de François Ier, en date du 31 août 1536 (cap. 3, art. 1). Aujourd'hui le code pénal ne la mentionne pas comme excuse et circonstance atténuante; l'article 65 porte que nul crime ou délit ne sera excusé si la loi n'admet point de circonstances atténuantes. Aussi l'opinion régna-t-elle pendant quelque temps que la loi excluait l'ivresse du nom-

---

(1) Friedrich, *Systematisches Handbuch der gerichtlichen Physiologie*. 1. p. 726.

bre de ces dernières; mais peu-à-peu l'opinion contraire, soutenue d'abord par les écrivains, s'introduisit dans la pratique des tribunaux, qui maintenant admettent l'ivresse comme motif d'adoucissement et de non-application de la peine, du moins dans les cas graves, quoiqu'elle ne soit pas expressément mentionnée par la loi. Aujourd'hui, les jurés acquittent l'homme qui s'est rendu coupable dans l'état d'ivresse. Cet usage est même justifié par le code pénal; car on dit que puisque l'article 64 désigne toute démence indistinctement comme motif d'écarter la responsabilité, l'ivresse est une démence passagère : subtilité qui fait honneur à l'humanité.

Il ne me reste plus qu'à examiner l'Angleterre, où l'ivresse non-seulemen t n'excuse pas les actions illicites qui ont pu être commises pendant sa durée, mais encore en accroît la responsabilité. D'après la loi anglaise, il n'y a que l'ivresse involontaire, c'est-à-dire celle qui est déterminée par l'influence d'autrui, qui tempère et écarte la peine. Les écrivains anglais disent que l'ivresse est une *dementia affectiva*, et l'homme ivre un *voluntarius dæmon*, qui, loin d'avoir acquis le privilège de l'impunité pour s'être mis dans cet état, mérite au contraire une punition plus sévère, attendu que chacun doit savoir qu'il est très ordinaire de commettre des actes de violence et des crimes pendant l'ivresse.

Les annales des tribunaux sont remplies de récits d'actes de violence qui ont été accomplis dans l'ivresse. Combien de procès relatifs à des injures, à des sévices, à des querelles sanglantes, à des meurtres, n'auraient pas lieu s'il n'y avait point de gens ivres! Dans le discours d'ouverture prononcé en 1831, le président de la société de tempérance de Londres, dit que, d'après des documens officiels, on traduit par an, devant la police de cette ville, plus de trente mille personnes qui ont été trouvées ivres! Tout récemment, nous recevons les détails suivans de la Silésie.» Pendant qu'il est expressément recommandé aux tribunaux de faire connaître leur opinion sur l'effrayant accroissement du nombre des petits délits, un patriote auquel la province est déjà redevable de plus d'une amélioration, a fait supplier le ministère de vouloir bien restreindre dans les limites du strict nécessaire les permissions que la police accorde pour l'établissement et le maintien des cabarets. C'est seulement lorsque ce vœu sera exaucé, que le peuple de la haute Silésie pourra s'élever à un certain degré de moralité. Le pétitionnaire a offert en même temps d'abandonner sans nulle indemnité les belles distilleries d'eau-de-vie qu'il possède dans ses vastes domaines.»

Mais les violences et les actes criminels des gens ivres portent souvent à tel point le caractère de la démence et de l'idiotisme, même de la folie et de la fureur, il est parfois si peu facile de les expliquer par le caractère habituel des individus, qu'on conçoit d'après cela combien doit être puissante l'impulsion qui entraîne et pervertit ainsi la volonté. Quand il s'agit d'apprécier juridiquement les actions d'un homme ivre et leurs résultats, tout tient à l'état moral de cet homme, et le problème de la responsabilité ne peut être résolu qu'en se plaçant sous le point de vue de la physiologie et de la psychologie.

Rappelons-nous quel est l'état d'un homme ivre, eu égard aux facultés morales. Plusieurs écrivains ont admis des degrés différens d'ivresse, afin d'avoir des points de repos pour l'exposition qu'ils se proposaient de faire; car, dans la nature, ces degrés passent de l'un à l'autre d'une manière si insensible, qu'on ne saurait assigner de limites précises à chaque période. Friedrich, pour éviter tout malentendu, veut que le période pendant lequel les facultés physiques et morales sont seulement exaltées, celui durant lequel l'homme n'est, comme ondit fort bien qu'échauffé par la boisson, de telle sorte par conséquent que sa conscience, loin d'être obscurcie, a pris au contraire un plus grand degré de lucidité, il veut, dis-je, que ce période ne soit point considéré comme ivresse, laquelle, en partant même de la signification du mot, implique fermentation, désordre et confusion dans la tête (1). Mais, comme dans beaucoup de cas, les moindres degrés de l'ivresse, ou ceux qui ne consistent qu'en une simple excitation des facultés de l'âme par les boissons spiritueuses, ne mettent point l'homme hors d'état de comparaître devant les tribunaux, il me paraît inconvenant d'exclure cette période. Hoffbauer semble partager la même opinion, puisqu'il établit une distinction très convenable entre

(1) Comp. Hoffbauer, dans Trotter. p. 199.

les degrés de l'ivresse, en parcourant l'action des boissons spiritueuses sur l'homme depuis le premier moment jusqu'à ce qu'il soit ivre-mort (1). « D'abord, dit-il, ces boissons accroissent le sentiment de bien-être physique, et paraissent exercer une action non moins favorable sur les facultés morales; car les idées prennent un cours plus libre, on s'exprime avec plus de facilité et en termes mieux appropriés, on a tout ce qu'il faut pour plaire en société, et l'on se trouve dans un état où l'on voudrait toujours être soi-même, ainsi que les autres. Jusque-là, il n'y a point ivresse; mais la marche des idées ne tarde pas à s'accélérer : on en a bien encore de bonnes, mais on éprouve de la peine à s'en rendre maître; ce qui l'atteste, ce sont les efforts qu'un homme arrivé à ce point est obligé de faire pour achever un récit tant soit peu compliqué; car ses pensées courent avec tant de vélocité, qu'il lui devient difficile de les classer. Ici commence l'ivresse. » On peut ajouter, ce que j'ai déjà dit plus haut, que le premier effet des boissons spiritueuses est d'ouvrir le cœur, de rendre l'homme meilleur, plus bienveillant, plus indulgent, plus disposé à contracter amitié et à pardonner à ses amis. Mais la chaleur qu'il met à tout, et la vivacité de ses pensées le rendent en même temps pointilleux et jaloux à l'égard des choses qui lui tiennent au cœur et auxquelles il s'intéresse déjà beaucoup en

(1) V. sa *Physiologie in ihren Hauptanwendungen auf die Rechtspflege*. Halle, 1808, §. 187 — 195.

tout autre temps. La contradiction l'échauffe encore et accroît sa jalousie; il se passionne, et peut ainsi être entraîné à des actes qui, considérés sous le point de vue du droit, sont répréhensibles. Ici on doit avoir égard à l'éducation des hommes. Un esprit cultivé s'oubliera certainement moins, quoique peut-être n'observe-t-il pas toutes les convenances dont il a l'habitude de ne point s'écarter; mais un rustre ou un jeune homme à tête chaude peut s'échauffer beaucoup et en venir à des actes de violence; c'est ce qui arrive surtout aux sujets grossiers et robustes, ayant la conscience de leur vigueur : dès qu'ils ont bu un verre de vin, ils deviennent brutaux; pour peu qu'on les irrite, ou seulement qu'on les contrarie, ils ont recours sans hésitation à la force de leurs bras, et se font justice eux-mêmes. S'il suffit déjà d'émotions morales vives, comme la colère, pour mettre l'homme hors de lui, l'effet a lieu bien plus promptement encore, lorsqu'il s'y joint une exaltation, même légère, par les boissons spiritueuses.

Hoffbauer continue en ces termes : « Par les progrès de l'ivresse, le flux des idées devient de plus en plus rapide; les sens s'émoussent, et l'imagination se développe dans la même proportion. Le langage prend une teinte d'éloquence et de poésie, en même temps que la voix acquiert plus d'éclat, phénomènes annonçant, l'un l'empire de l'imagination, l'autre l'émoussement des sens, qui fait à chaque instant de nouveaux progrès. En effet, le buveur parle plus haut, parce qu'il entend moins bien sa propre voix, et qu'il juge l'oreille des autres d'après la sienne, quoique la vivacité de sa pensée puisse y contribuer aussi pour sa part. » C'est là ce que Heinroth appelle le premier degré de l'ivresse, ou l'ivresse proprement dite. L'homme oublie alors la plupart des convenances sociales; il parle et agit sans réflexion, d'après les caprices d'une imagination exaltée aux dépens de la raison.

« Cependant, ajoute Hoffbauer, l'émoussement des sens ne tarde pas à se prononcer encore davantage. On voit, par exemple, que celui qui en est venu à ce degré d'ivresse confond, du moins momentanément, avec d'autres les personnes, d'ailleurs bien connues, avec lesquelles il se trouve; qu'il laisse tomber son verre à terre en croyant le poser sur la table, etc. Néanmoins, on n'observe encore en lui aucune trace de malaise physique; si l'on juge d'après les discours qu'il tient, ses idées sont plus décousues, malgré la vivacité des images qui l'assiègent, mais qui ne font que briller comme des étincelles et s'éteignent de même. Cette vivacité donne à ses desirs une force irrésistible, dont la raison ne peut plus triompher, et il cède à leur impulsion du moment, lorsque le hasard ne le détourne pas des objets qui les lui inspirent. » C'est précisément ainsi que Heinroth caractérise son second degré de l'ivresse. Ce degré s'annonce, suivant lui, par les hallucinations des sens, qui font apercevoir des personnes et des choses absentes, ou qui empêchent d'en voir de présentes, ou qui enfin les font paraître sous d'autres formes que celles qu'elles ont en réalité. Les pensées et la conduite dépendent entièrement de circonstances extérieures, purement accidentelles, et d'un souvenir confus de l'état qui précédait immédiatement. L'homme est très satisfait quand il croit à l'harmonie entre lui et son entourage, et il pleure de plaisir ou d'émotion; ou bien il se regarde comme offensé, s'emporte, en vient aux voies de fait, frappe sur la table, et commet des violences, souvent contre ceux qui ne l'ont pas le moins du monde offensé, parce qu'il les confond avec ceux par lesquels il s'imagine avoir été blessé. Hagen dit, en parlant de cet état (1) : « L'analogie entre les maladies mentales et l'ivresse est généralement reconnue. Des trois degrés que Heinroth admet dans cette dernière, le second a pour caractère que les personnes et les choses paraissent autres qu'elles ne sont réellement (2) ». Quiconque s'est jamais enivré le sait fort bien. Déjà Salomon avait dit que les yeux tournent aux gens ivres, et qu'ils voient les choses de travers. La passion mise en jeu, le desir, le bouillonnement du sang, mais, avant tout, l'émoussement des sens, sont les causes de leurs illusions. En effet, on n'a jamais vu d'hallucinations pendant l'ivresse, ou, du moins, elles y ont été rarement observées. Beaucoup de gens ivres croient, en plein jour qu'il fait nuit, prennent le soleil pour la lune, ou s'imaginent qu'ils sont entourés d'une obscurité profonde, et demandent une lan-

(1) *Die Sinnstæuschungen in Bezug auf Physiologie, Heilkunde und Rechtspflege*. Leipzick, 1837, p. 295.

(2) V. Heinroth, *Lehrbuch der Seelenstærungen*, t. 2, p. 273.

terne pour retourner chez eux : ils prennent la maison d'un autre pour la leur, confondent les personnes les unes avec les autres, etc. A un point d'ivresse plus avancé, les hommes et les arbres semblent marcher; l'homme ivre a des vertiges, les objets tournent autour de lui, puis il éprouve du malaise.

Hoffbauer conclut en ces termes : « Le malaise physique devient plus prononcé, par le bégaiement de la langue, la titubation des jambes, etc., jusqu'à ce qu'enfin il se déclare un sommeil de mort, qui absorbe à-la-fois toutes les fonctions du corps et de l'âme ». C'est là le troisième degré de Heinroth. Mais assez souvent la léthargie est précédée d'une fureur accompagnée de manie complète, état dans lequel l'homme est absolument privé de raison, et, suivant la remarque fort juste de Hoffbauer, plus dangereux pour lui-même que pour les autres.

Tous ces états, comme je l'ai dit, passent de l'un à l'autre par des nuances insensibles, et quand bien même on distinguerait dans l'ivresse d'autres degrés que les trois principaux qui viennent d'être établis, on ne pourrait fixer entre eux de limite naturelle.

S'il résulte assez clairement du tableau qui précède que l'homme complètement ivre est en réalité saisi d'une démence passagère, qu'il est tantôt fou, tantôt maniaque, tantôt enfin idiot, l'analogie entre l'ivresse et l'aliénation mentale permanente devient plus frappante encore lorsqu'on compare les traits caractéristiques de l'état moral de cet homme avec ceux d'un aliéné, comme l'a très bien fait Friedrich.

Quand il dit : 1° on trouve, dans beaucoup de cas,

que les gens ivres prennent plus souvent du tabac, et qu'ils portent plus brusquement la prise au nez, même lorsqu'ils n'ont pas cette habitude et qu'ils sont obligés d'emprunter la tabatière du voisin. Les aliénés attachent aussi beaucoup de prix à une prise de tabac. Macnish dit : « J'ai remarqué que les personnes adonnées aux boissons spiritueuses aiment le tabac sous ses différentes formes, et il est digne d'être noté que presque tous ceux qui commencent à s'enivrer demandent à priser ». Friedrich n'est pas éloigné de croire que ce besoin d'excitation de l'organe olfactif doit être considéré comme une conséquence de l'état d'irritation dans lequel le cerveau se trouve, chez l'homme ivre comme chez l'aliéné : car on sait quelle étroite connexion lie ensemble la vie sensoriale et la vie morale, et combien surtout le sens de l'odorat a de rapports intimes avec cette dernière (1). Il est certain qu'on doit en dire autant de la pipe : plus un homme boit, et plus il fume, comme si le vin et la bière ne suffisaient pas pour lui faire perdre la raison : la pipe augmente l'ivresse, et l'accélère, surtout chez ceux qui fument rarement, et cette circonstance mérite quelque égard sous le point de vue de la médecine légale.

« 2° La propension à causer avec soi-même, à rire aux éclats, ou à pleurer sans motif, s'observe chez les gens ivres, de même que chez les aliénés. En effet,

---

(1) V. *Gerichtliche Physiologie*, p. 742. Allgemeine Diagnostik der psychischen Krahheiten, 2e édit. p. 59.

l'état intérieur se réfléchit dans les gestes et les paroles. Quand l'homme ivre se parle à soi-même, il veut en quelque sorte fixer par des paroles les pensées qui lui traversent si rapidement le cerveau : il cherche à se rendre plus clair à lui-même, et c'est pour cela qu'il prononce réellement les mots qui, suivant les expressions de Friedrich, ne sont prononcés dans tout autre temps qu'en imagination. Le même cas arrive chez l'aliéné, qui a besoin aussi d'un moyen extérieur pour fixer ses pensées fugitives ; or, il fait servir à cet usage la parole, qui est plus intelligible pour lui-même. Le verbe devient d'autant plus haut et plus véhément, que l'absence d'esprit est plus grande, que certaines idées se présentent plus vivement à l'imagination de l'aliéné ou de l'homme ivre. (1)

« 3° Les gens ivres sont aussi insensibles à la douleur que les aliénés. Les coups de poing reçus dans l'ivresse ne font point de mal, et souvent l'homme ivre ne s'aperçoit qu'il a été battu que le lendemain, en jetant les yeux sur ses traits déformés. Il est également insensible au froid, et assez souvent il périt gelé en hiver, sans en avoir senti l'impression. Le froid augmente les congestions vers la tête, et contribue ainsi à opprimer le cerveau, déjà engourdi par l'eau-de-vie. » (2)

« 4° Il n'est pas rare qu'un homme soit également

---

(1) Friedrich, Gerichtliche Physiologie, p. 743.
(2) Friedrich, *Diagnostik*, p. 3. — Trotter, *loc. cit.* p. 39.

prédisposé à l'aliénation mentale et à l'ivrognerie. » J'ai déjà dit plus haut que les enfans procréés par des parens adonnés à la boisson étaient enclins à ce vice, ou à la démence et à l'idiotisme, quoique leur genre de vie fût très sobre et régulier à tous égards. (1)

La raison qui rend l'homme responsable d'une action en général est la liberté avec laquelle il l'a résolue et accomplie. Il va sans dire que l'idée de la responsabilité ne peut s'appliquer à une force purement physique. L'homme qui a fait une action déterminée doit avoir eu l'aptitude d'en calculer la nature et les conséquences, de reconnaître en quoi elle est ou non conforme à la loi, et de se déterminer volontairement à agir ou à s'abstenir, pour qu'on puisse le déclarer responsable. Toute action commise dans un état qui ne permettait pas à l'homme d'en apprécier la nature et les suites, exclut la responsabilité: or, on doit évidemment ranger ici l'ivresse complète, qui représente un état de folie, de fureur ou d'idiotisme, c'est-à-dire un état dans lequel cesse tout usage de la raison. Il ne peut point y avoir de dissidence d'opinion quant à l'irresponsabilité d'un homme totalement ivre, et les jurisconsultes sont à-peu-près tous d'accord sur ce point.

Tittmann fait remarquer avec justesse, et d'ail-

---

(1) Friedrich, Gerichtliche Physiologie, p. 744. — Bruhl-Cramer, loc. cit. p. 90.

leurs en contradiction avec beaucoup d'autres jurisconsultes, qu'il ne s'agit point de savoir si l'ivresse est imputable ou non, puisqu'il n'y a aucune liaison entre cette idée et celle de l'action illicite. Il continue ainsi : « Mais l'action illicite doit ne point être elle-même imputable, c'est-à-dire qu'il faut que l'homme ivre n'ait pas pu prévoir qu'il agirait de cette manière quand il serait ivre, et moins encore qu'il se soit pris de vin dans l'intention d'agir ainsi ». Tous les jurisconsultes que j'ai consultés sont en cela d'accord avec lui. Je dois me permettre, au nom de la physiologie, d'élever quelques objections contre l'opinion que tous les crimes prémédités qui sont commis pendant l'ivresse, entraînent une responsabilité omplète.

On dit que boire chasse le sommeil, dissipe toutes les pensées tristes, et met l'homme même le plus malheureux dans un état passager de bonheur. Tout cela est vrai ; mais ce qui ne l'est pas moins, c'est que l'activité morale de celui qui a bu et s'est enivré, dépend fréquemment de l'état d'âme dans lequel il se trouvait immédiatement avant de prendre des boissons spiritueuses. Il n'est pas rare, par exemple, que les liqueurs fortes transforment le dépit en fureur, ou la colère en rage. Une noirceur que médite un homme peut également n'arriver à parfaite maturité que par l'influence de l'ivresse ; car, de même que celle-ci exalte les sentimens de bienveillance, de même aussi, dans d'autres occasions, elle donne plus de vivacité à ceux d'égoïsme et de vengeance. A la vérité, cette objection semble avoir peu d'importance, puisqu'on peut toujours dire que celui qui a prémédité une mauvaise action de sang-froid, pour l'accomplir dans l'ivresse, a conservé avec intention la propension au crime, et que l'alcool a seulement prêté son feu à sa lâcheté; mais ceci n'est vrai que d'un faible degré d'ivresse: à un plus haut degré, au dernier de tous, quand la raison est totalement perdue; le motif qui avait donné l'impulsion à l'âme avant l'usage des boissons, peut bien encore se présenter à elle comme un vague souvenir, et il est possible qu'en vertu de cette direction, qui s'est maintenue d'une manière à-peu-près mécanique, l'homme ivre accomplisse une action résolue à jeun, *sans conserver la conscience du but, de la nature et des suites de cette action*. L'homme ivre se trouve ici dans le cas du rêveur, à qui ses songes représentent des choses dont il s'était fortement préoccupé avant de s'endormir, ou dans celui du maniaque, dont l'idée fixe se rapporte également à la direction principale que l'esprit suivait avant l'aliénation. La lumière de la raison n'est pas moins éteinte chez l'homme complètement ivre que chez le maniaque et celui qui rêve, et l'âme ne retient plus que des idées sans liaison, auxquelles elle ne s'attache souvent avec tant d'opiniâtreté que parce que toute autre activité régulière a cessé en elle. Ainsi, quand Mittermaier (1), s'appuyant sur

---

(1) *Ueber den Einfluss der Trunkenheit auf die Zurechnung*, dans le *Neues Archiv. des Criminalrechts*, 1830, t. 12. cah. 1. p. 37.

ce que l'esprit conserve la direction qui lui a été donnée vers le crime prémédité, veut établir que l'accomplissement du projet criminel résulte d'une volonté libre, et par conséquent entraîne une responsabilité absolue, ses assertions sont réfutées par ce qui précède. Les effets que l'opium produit chez les Orientaux présentent beaucoup d'intérêt, et peuvent répandre, par analogie, quelque jour sur la question qui nous occupe. Dès que ces peuples ont pris une dose d'opium suffisante pour les enivrer, ils entrent dans la disposition d'âme et d'esprit que leur projet était de se procurer. « S'ils veulent, par exemple, se mettre en colère, en fureur, avant d'avaler de l'opium, ils commencent par exciter en eux des sentimens moroses et querelleurs, en un mot quelque passion haineuse, et, après une légère ivresse, ils entrent dans un accès de la plus violente colère, qui leur fait affronter ou même méconnaître le danger, et les rend implacables, sans commisération : ils se précipitent, alors avec une rage effrénée, sur tout ceux qu'ils rencontrent, même sur ceux qu'il n'entrait pas dans leurs projets primitifs d'assaillir, et ils deviennent capables des plus mauvaises actions, mais *sans en pouvoir accomplir aucune qui exige la moindre réflexion, ni même le concours de diverses pensées unies entre elles par les liens réciproques* (1) ». L'homme se ravale donc ainsi lui-même au niveau de la brute, pour exécuter quelque chose d'illicite.

(1) Sachs, *Das Opium*, p. 47.

Cette dégradation est volontaire de sa part ; mais, quant à ce qu'il fait une fois qu'il est abruti, il ne peut plus avoir d'influence déterminante à cet égard, et l'action est purement animale. Ainsi, le projet qu'il a formé, comme homme raisonnable, peut lui être imputé, mais les actes qu'il a commis comme animal ne le peuvent point. La responsabilité d'une action ne repose jamais que sur l'état dans lequel l'âme du sujet se trouvait au moment où il l'a commise; si donc, en examinant tout l'ensemble de sa conduite, on démontre qu'il n'était point maître de sa raison immédiatement avant et après l'action, celle-ci elle-même ne saurait lui être imputée, quand bien même il aurait préalablement formé la résolution de l'accomplir. Mais il faut admettre un léger degré de responsabilité lorsque l'ivresse n'a point encore atteint un très haut point, car on ne peut écarter la remarque faite par Friedrich, qu'il y a impossibilité de savoir si celui qui a pris la résolution de commettre un certain crime n'avait point encore la tête à lui au moment de l'exécution, et s'il n'aurait pas réellement commis le crime alors même qu'il n'eût point été ivre. (1)

Au reste, le véritable terrain de la discussion n'est point l'ivresse totale, mais l'état qui la précède, et

---

(1) Friedrich, *Handbuch*, p. 755.— Kleinschraed, Systematische Entwickelung der Grundbegriffe des peinlichen Rechts, Erlangue, 1799, t. 1. p. 110.— Comp. Tittmann, Handbuch der Strafrechtswissenschaft und der teutschen Strafgesetzkunde, Halle 1806, t. 1. p. 90-96.

12

dans lequel on dit que l'homme a la tête échauffée par la boisson. Toutes les périodes de l'ivresse apportent à l'activité de l'âme des modifications et des restrictions que j'ai fait connaître. Il y a bien aussi des hommes qui peuvent boire beaucoup et conserver la plénitude de leur raison jusqu'à un certain moment; mais tout-à-coup ils perdent la tête, D'ailleurs, la règle est que la perte de la conscience survienne peu-à-peu. D'après cela, Friedrich semble s'être écarté de la nature, en voulant qu'on admît, ou une responsabilité complète (pendant la première période), ou une irresponsabilité absolue; car, suivant le degré auquel l'âme est troublée par l'alcool, il doit y avoir, entre la pleine responsabilité et l'irresponsabilité, différens degrés de responsabilité moins grande. (1

A la vérité, ces degrés ne sauraient être déterminés d'une manière rigoureuse, puisque ceux de l'ivresse elle-même passent de l'un à l'autre par des transitions insensibles, et on les admet plutôt pour s'orienter dans la discussion que parce qu'ils existent réellement dans la nature. Au juge qui, la chose se conçoit d'elle-même, doit être psychologue, il appartient d'apprécier l'intensité de l'ivresse d'après les preuves plus ou moins évidentes de conscience que donnent les actions, et d'après d'autres circonstances

(1) Comp. un Mémoire de Stegmann sur l'ivresse et la dipsomanie considérée par rapport à la médecine légale dans la *Zeitschrift* de Henke, 1835. cah. XI.

encore, notamment le tempérament de l'homme qui a commis ces dernières (1). Il importe sans doute de consacrer une attention spéciale aux illusions des sens et aux hallucinations, moins fréquentes à la vérité, auxquelles les gens ivres sont exposés. Combien n'est-il pas facile, par exemple, qu'un homme ivre frappe son voisin en croyant donner un coup de poing sur la table, qu'il confonde un personnage avec un autre, entre lequel et lui existent des relations toutes différentes, qu'il prenne un homme pour un spectre sur lequel il se jette, etc.? Combien n'est-il pas commun que les gens ivres croient entendre des paroles offensantes, et tombent sur ceux qui leur adressent ces prétendues injures. Voici un cas dans lequel ces visions conduisirent à un acte déplorable de violence : dans une certaine contrée des bords de l'Elbe, une tradition qui date de la guerre de trente ans fait croire aux paysans qu'il apparaît quelquefois vers minuit des spectres à cheval, que le vulgaire regarde comme des cavaliers suédois, et qui pourchassent les spectateurs. Deux villageois, parens et amis l'un de l'autre, revenaient un soir des champs, très fatigués : ils s'étendirent sous un arbre; l'un deux portait une bouteille d'eau-de-vie, avec laquelle ils s'enivrèrent. Dans cet état, les cavaliers suédois leur apparurent, et l'imagination échauffée par la boisson leur suggéra l'idée de se faire jour avec leurs bâtons pour gagner le village;

---

(1) Tittmann, *loc. cit.* §. 140.

12.

mais ils se frappèrent eux-mêmes avec tant de violence que l'un deux devint tout-à-coup invisible; l'autre, dont le bâton s'était brisé, et qui avait trouvé le chapeau de son compagnon à terre, crut avoir remporté une victoire complète sur les fantômes, et gagné la coiffure d'un des cavaliers. Il regagna tout joyeux le village avec ce trophée, et raconta ses prouesses à ses amis; mais les fils du battu, ayant reconnu le chapeau de leur père, se mirent à sa recherche et le trouvèrent mort, le corps couvert de blessures. Le malheureux qui, après avoir recouvré la raison, pleura sincèrement la mort de son ami, fut condamné à dix ans de travaux forcés (1). On connaît l'histoire de l'infortuné Gultlingen, qui, ayant passé la soirée à boire avec son ami Degenfeld, le tua d'un coup de fusil pendant la nuit, parce qu'il le prit pour un spectre, en le voyant se promener dans un accès de somnambulisme, ce qui le conduisit à l'échafaud.

Je ne saurais comprendre pourquoi l'habitude de s'énivrer accroîtrait la responsabilité; car l'homme habitué à boire n'est pas plus raisonnable, quand il se trouve ivre, que l'homme habituellement sobre qui s'enivre lorsque par hasard il vient à boire trop. On devrait, au contraire, ce me semble, regarder ce dernier comme étant plus maître de lui que l'ivrogne de profession, qui, même à jeun, c'est-à-dire,

(1) Eisenhart, Erzæhlungen von besonderen Rechtsfællen, t. 1. p. 15-Friedrich, *Gerichtliche* Physiologie, p. 751-Hagen, Sinnestæuschungen, p. 328.

quand il n'est pas précisément ivre, ne sait trop ce qu'il fait. Des lois semblables à celles du code wurtembergeois, qui prononcent une peine plus douce contre le dévastateur d'arbres, quand il est ivre, *à moins qu'il ne soit ivrogne de profession*, paraissent tenir à ce qu'on a voulu punir, non passeulement le délit, mais encore le vice même de l'ivrognerie, comme donnant fréquemment lieu à des actes répréhensibles. Mais, quand il s'agit d'apprécier juridiquement une action, on doit laisser de côté le point de vue de la police. Il n'est question ici que d'un état moral dans lequel l'homme se trouve au moment où il exerce un acte de violence. Un homme porté au crime pourra fort bien être plus disposé, même dans l'ivresse, à en commettre, qu'un autre homme, d'ailleurs honnête, qui, par hasard, s'enivrera une fois; mais cette circonstance ne saurait exercer par elle-même aucune influence sur la responsabilité; car on doit également poser ici en principe que la seule manière de juger si un homme ivre est responsable, consiste à examiner jusqu'à quel point sa raison a été égarée par les boissons spiritueuses. Les vices d'un homme vicieux l'exposent à des châtimens et aux poursuites de la police; mais l'action qu'il commet étant ivre ne peut point être punie autrement que d'après les principes généraux qui ont été développés à l'égard de la responsabilité des personnes dont la boisson a détruit la raison.

L'état moral d'un homme habitué à la boisson, ou, comme s'exprime Clarus, d'un dipsomane, n'est assurément pas normal, ainsi que je l'ai développé plus haut. Cependant, comme une dégénération des mœurs et du tempérament que n'accompagne point un trouble réel de l'âme, et qui n'empêche pas l'homme de distinguer le juste de l'injuste et de conserver quelque empire sur lui-même, ne modifie nulle part la responsabilité, et qu'à plus forte raison, elle ne l'abolit point, l'ivrogne, de même que tout autre homme immoral, est responsable des actions qu'il commet n'étant point ivre. Du reste, l'homme livré habituellement à la boisson se trouve aussi dans un état moral tel qu'il ne paraît pas jouir de son libre arbitre, quoiqu'il ne soit pas en proie à un délire *confirmé*. On doit avoir égard à la facilité avec laquelle il devient le jouet des affections les plus violentes, pendant la durée desquelles il est incapable de se guider par les lumières de la raison. Le triste état de son physique, amène un état corrélatif dans son moral.

Le trouble d'esprit des ivrognes commence toujours par des hallucinations. Il évident que les illusions des sens qui sont prises pour des réalités, détruisent la responsabilité, quand elles ont un rapport immédiat avec l'acte produit. Mais elles peuvent aussi la faire cesser, ou du moins la restreindre d'une manière indirecte, en ce sens qu'elles plongent dans un état involontaire d'hypocondrie et de mélancolie, qui ôte l'empire à la raison, et qui, dans la plupart des cas, doit être réellement regardé comme la première période du délire (1). L'état phy-

(1) V. Hagen, *loc. cit.* p. 318.

sique de l'homme atteint du *delirium tremens* est extrêmement remarquable sous ce rapport : toutes les idées inexactes partent des illusions continuelles de la vue, de l'odorat et du toucher, et ces illusions sont si complètes, qu'il n'y a qu'un petit nombre de cas dans lesquels le malade ait la conviction de leur défaut d'objectivité. Il entend des bruits de guerre, des mots de commandement, des provocations au combat, des ordres de Dieu ou du diable, qui lui enjoignent de faire telle ou telle action; il voit des soldats qui le menacent de leurs armes, des voleurs qui pénètrent chez lui, des meurtriers, des démons, des spectres, qui ne lui laissent aucun repos, etc. Ces perceptions, purement subjectives, ne sont pas toujours créées de rien : souvent les voisins deviennent des voleurs, des meurtriers, des diables, des spectres. On conçoit combien il est facile qu'un tel état, qui se rencontre si prononcé dans le *delirium tremens*, mais qui fréquemment est beaucoup moins marqué dans d'autre circonstances, entraîne à des actions violentes ayant l'apparence de crimes. (1)

Il n'est pas rare que le trouble moral provoqué par l'abus des boissons spiritueuses prenne la forme de la manie et de la fureur. Cette manie peut être transitoire et revenir périodiquement; mais il peut aussi n'y avoir qu'un seul accès, qui ne se reproduise plus

(1) Friedrich, *Handbuch*, p. 298. — *Allgemeine diagnostik* p. 25. — Macnish, *loc. cit.* p. 175.

ensuite. Lorsque le paroxysme est très fugace, et que l'homme se montre raisonnable avant comme après, on conçoit que le diagnostic présente de grandes difficultés, et cependant c'est de lui seul que dépend l'appréciation juridique d'un acte de violence commis pendant la durée d'un tel paroxysme. J'ai observé et rapporté plus haut, un exemple de manie transitoire à la suite d'excès dans le vin. Schneider en a fait connaître un autre, que j'ai également cité. Des faits analogues se rencontrent dans plusieurs ouvrages (1). La manie transitoire, par suite d'excès dans la boisson, s'observe particulièrement chez des sujets robustes et bilieux, qui n'ont d'ailleurs point l'habitude de boire. C'est à elle, sans doute, qu'on doit rapporter la manie furibonde transitoire du conseiller Lencke, de Berlin, dont Heim a publié les détails, manie pendant laquelle le malade maltraita tellement sa femme, qu'elle en périt. Du reste, plusieurs circonstances se trouvaient réunies dans ce cas : Lencke était allé se promener en voiture avec sa femme, un jour qu'il faisait très chaud; pendant la matinée, il avait chassé aux canards, et s'était mouillé les jambes; au dîner, qui eut lieu au milieu d'une joyeuse compagnie, il ne prit pas trop de vin, quoique, d'ailleurs, cette boisson ne lui inspirât aucun éloignement. Le soir, après neuf heures, il revint fort satisfait chez lui, prit encore quelques alimens,

(1) V. Rumpelt, *Ueber die sogenannte Mania sine Delirio*, dan Henke, *Zeitschrift*, cah. 22. p. 4.

et se mit à écrire jusqu'à une heure après minuit, moment où il se coucha, sur les instances de sa femme. Bientôt celle-ci, l'entendant ronfler, voulut l'éveiller, mais ne put y réussir qu'après l'avoir long-temps appelé et secoué. Il la regarda alors fixement, se leva avec précipitation, se rua sur elle, la traîna dans la chambre, et voulut la jeter par la fenêtre. Quand il revint à lui, au bout d'une heure, il versa des pleurs amères, demanda pardon à sa femme, vomit beaucoup à la suite d'un émétique qu'on lui fit prendre, s'endormit, resta plongé dans le sommeil pendant vingt-quatre heures, et se réveilla bien portant. Alors il se rappela vaguement d'avoir eu affaire en songe à un voleur. Toujours il avait vécu en bonne intelligence avec sa femme. La chaleur du jour, l'action de l'eau sur les jambes, le travail après avoir mangé, et un sommeil de plomb, sont assurément des causes suffisantes pour expliquer la manifestation de la manie transitoire; mais ce qu'à mon avis, on ne doit pas non plus perdre de vue, c'est l'influence du vin, quoique Lencke ne fût pas adonné à la boisson, et qu'il ne se fût pas enivré le jour qui précéda son acte de violence. (1)

L'ivrognerie appartient à la classe des aliénations mentales, à celles qu'on désigne sous le nom de manies sans délire. « Les ivrognes, dit Esquirol, ne sont-ils point de véritables monomaniaques? Si on

(1) Heim, *Vermischte medizinische Schriften*, Liepzick, 1836.

les observe avec soin, on retrouvera en eux tous les traits qui caractérisent la folie partielle. »

Le dipsomane continue encore, comme nous l'avons vu, d'éprouver des souffrances diverses, après que le paroxysme est passé. Il est très irritable, et se livre aisément aux affections les plus violentes; il a des hallucinations de toute espèce : il entend surtout des voix qui le poussent à faire telle ou telle action, et il n'a pas de repos jusqu'à ce qu'il ait obtempéré à cette injonction. De cette manière, il peut commettre à jeun, des crimes qui ne sauraient lui être imputés. Il est vrai que sa manie le pousse uniquement à boire, comme celle des autres monomanes les sollicite au meurtre, à l'incendie, à l'union des sexes, etc.; cet irrésistible penchant domine l'activité entière de l'âme, au point d'étouffer la raison, et ce cas a lieu surtout quand le penchant ne reçoit point une satisfaction complète. Bruhl-Cramer a vu, en pareille circonstance, la dipsomanie faire place à une manie complète. Les crimes commis pendant la durée d'un paroxysme de dipsomanie, et peu de temps avant ou après, ne sauraient entraîner de responsabilité, en supposant, néanmoins, que la dipsomanie soit bien prouvée, et qu'il ne s'agisse pas seulement de l'ivrognerie. Sans doute, il est pénible aussi pour l'ivrogne de ne point boire et de tenir une conduite régulière; mais il n'est pas forcé de boire, comme le dipsomane, et il ne se trouve pas, comme ce dernier, dans un état d'aliénation mentale avant, pendant et après le paroxysme. L'homme dont j'ai rapporté l'histoire d'après Fuchs, était obligé de boire quand son mal le prenait, dès qu'il pouvait se procurer sa liqueur favorite; si on refusait de lui en donner, la période de la maladie ne s'en établissait pas moins, avec ses phénomènes caractéristiques. (1)

Que l'ivrognerie soit une maladie morale provoquée par l'habitude de boire elle-même, c'est ce dont, on le conçoit bien, il ne s'agit nullement ici. Elle constitue une maladie, et à ce titre elle ne peut être soumise à la loi morale, non plus qu'à la loi civile. L'opinion émise par Heinroth, qu'elle ne saurait jamais détruire la responsabilité, *parce que son origine se rattache toujours à la faute de celui qui s'en trouve atteint*, cette opinion sera aussi peu goûtée des médecins que la théorie de cet auteur, sur l'aliénation mentale. Les aliénés seraient fort à plaindre, suivant la remarque de Friedrich, si la physiologie de Heinroth venait à pénétrer dans la législation criminelle; mais on n'a point à le redouter dans un siècle tel que le nôtre, où la psychologie juridique a fait tant de progrès par les travaux de Henke, de Hoffbauer, de Grohmann, de Friedrich, etc., où les lumières et l'humanité ont pénétré dans le sanctuaire de presque tous les tribunaux. Henke dit (2) : « Si l'ivrognerie tient à une maladie physique par des liens de causalité, on ne peut plus la considérer comme un simple vice, et il faut que la responsabilité des actions qu'elle entraîne dispa-

---

(1) Fuchs, dans Henke, *Zeitschrift*, 1837, cah. 4. p. 69.
(2) *Lehrbuch*, c. 283.

raisse, ou du moins soit restreinte (1)». L'état moral qui succède immédiatement aux paroxysmes, mérite surtout d'être pris en considération. Je dois à la bienveillance du professeur Pommer, à Zurich, la communication du cas tout récent d'un homme, adonné du reste à la boisson, qui, après avoir passé cinq semaines dans une ivresse presque continuelle, tua sa femme à jeun, par suite d'hallucinations du sens de l'ouïe: sur l'avis des médecins, le tribunal déclara cet homme irresponsable, et le soumit à la surveillance de la police. Henke cite (2), pour appuyer son opinion à ce sujet, un fait que j'ai également rapporté d'après le recueil périodique que Hitzig publie sur la justice criminelle, en Prusse. Ce cas est tellement intéressant que je me permets de le reproduire ici. Un compagnon charpentier tua son propre enfant, à coups de hache, par suite d'une absence totale d'esprit due à l'ivrognerie. Cet homme, jadis pacifique et laborieux, était, depuis six années, devenu ivrogne par des causes inconnues, et sa passion, qui le prenait par accès, était si forte, qu'elle le poussait quelquefois à boire sans désemparer, pendant huit à quinze jours ou trois semaines. Il passait ce temps dans le silence, sans faire de mal à personne. Lorsqu'il cessait de boire, il éprouvait pendant plusieurs jours, une absence pres-

---

(1) Comp. Henke, *Abhandlungen aus dem Gebiete der gericht lichen. Medizin*, t. IV. p. 250.

(2) Dans sa *Zeitschrift fuer Staatsarzneykunst*. cah. 8. p. 181-234.

que totale d'esprit, accompagnée d'un sentiment d'anxiété et d'oppression à la poitrine, de congestions vers la tête et d'une grande agitation. Puis il était quelque temps à mener une vie régulière et raisonnable. Il avait quarante-et-un ans, et un peu d'instruction ; un mariage heureux l'avait rendu père de plusieurs enfans, dont le dernier, garçon âgé de cinq ans, lui inspirait surtout une vive tendresse. Un des paroyxsmes de sa dipsomanie venait de se dissiper, et il entrait dans la période d'abrutissement dont je viens de parler, lorsqu'il tua cet enfant si chéri. Après avoir passé sept jours entiers à boire, sans travailler, il était resté tranquille une journée, avait scié du bois le lendemain avec sa femme, et était resté sans prendre de liqueurs spiritueuses jusqu'au troisième jour, pendant la soirée duquel il mangea une soupe. Il passa la plus grande partie de la nuit suivante dans une cabane, avec sa femme, tantôt dormant, tantôt éveillé, et tenant des discours sensés. Le matin, il revint avec elle dans sa demeure : tous deux se couchèrent dans le lit commun de la famille, où l'enfant se trouvait déjà. Lorsque la femme sortit le lendemain matin, elle éveilla son mari. Peu de temps après, celui-ci devint la proie d'une affreuse anxiété : il fut pris de tremblemens violens, et il lui sembla qu'une voix lui criait sans cesse de tuer son enfant. Il sauta à bas de son lit, parcourut plusieurs fois la chambre, se croisa les bras, et essaya de chasser cette funeste pensée par la prière : il se recoucha, et caressa les joues de l'enfant. Mais, au bout de quelques minutes, l'anxiété et le tremblement reparurent, et la redoutable voix se fit entendre de nouveau. Hors d'état de résister, il s'élance du lit, et saisit une hache, avec le dos de laquelle il frappe trois ou quatre fois sur la tête de son fils, tout en pleurant à chaudes larmes. Lorsqu'il vit couler le sang, il revint un peu à lui, remit sa hache en place, éveilla sa fille aînée, et lui dit d'aller chercher sa mère. Le repentir le plus vrai et un affreux chagrin s'emparèrent de lui : il tremblait de tout son corps, et n'avait plus la force de s'habiller. Devant la justice, il avoua le fait, et en rapporta les circonstances dans le plus grand détail, ajoutant que deux fois déjà il avait éprouvé le même accès d'envie de commettre un meurtre, mais qu'il était parvenu à le vaincre par la prière et en s'éloignant rapidement. L'enquête terminée, on le transféra à Kœnigsberg, pour le soumettre à un examen rigoureux. Après quinze mois d'observation, les médecins déclarèrent qu'il avait tué son enfant par l'effet d'une démence due à l'ivrognerie (*amentia vinolenta*), et qu'il l'avait fait sans conscience, dans un état d'absence complète de la volonté. Le tribunal prononça qu'il ne pouvait dès-lors y avoir de responsabilité, que l'homme serait puni d'un an de prison, et qu'il resterait ensuite sous la surveillance de la police. Quelque honorable que cette décision soit pour les médecins et les juges, on n'en est pas moins révolté de l'action à laquelle le condamné fut entraîné par l'ivrognerie, qui, d'abord vice honteux, devient une incurable maladie de corps et d'âme. Ce que la justice ne peut punir, la police doit le prévenir par des mesures combinées de manière à arrêter les progrès toujours croissant du dangereux abus des boissons spiritueuses. *Caveant consules, ne quid detrimenti capiat res publica !*

FIN.

IMPRIMÉ CHEZ PAUL RENOUARD, RUE GARANCIÈRE, 5.

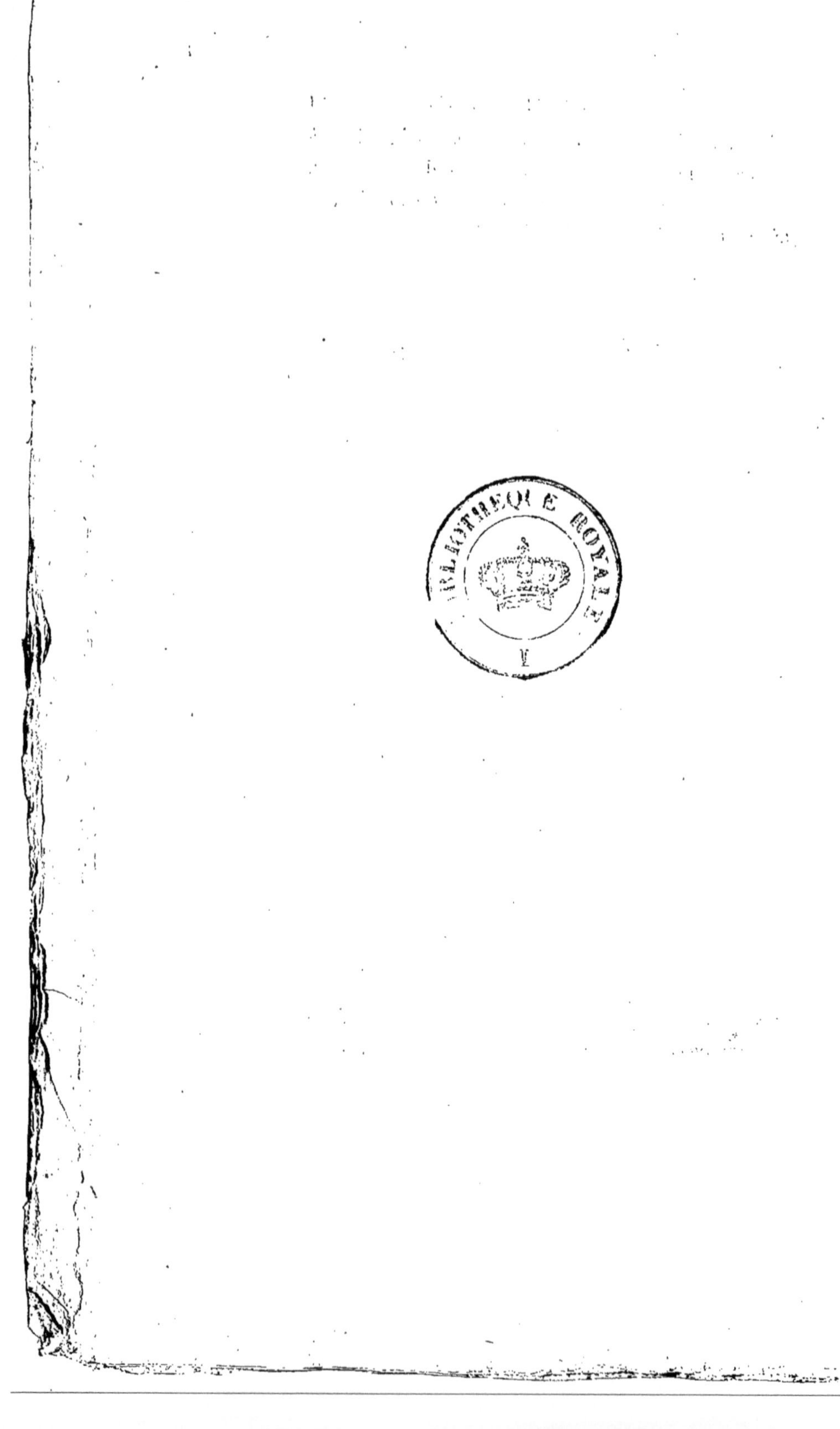

www.ingramcontent.com/pod-product-compliance
Ingram Content Group UK Ltd.
Pitfield, Milton Keynes, MK11 3LW, UK
UKHW020122200726
13856UKWH00002B/689